U0233223

聊聊
就聊
好了

[希腊] 斯泰利奥斯·基奥塞斯 (Stelios Kiosses) 著

陈桂芳 王雪靖 译

THE POWER
OF TALKING

中国出版集团
中译出版社

THE POWER OF TALKING: STORIES FROM THE THERAPY ROOM by
STELIOS KIOSSES
Copyright © 2021 BY STELIOS KIOSSES
This edition arranged with PHOENIX PUBLISHING HOUSE
through BIG APPLE AGENCY, LABUAN, MALAYSIA.
Simplified Chinese edition copyright:
2024 China Translation & Publishing House (CTPH)
All rights reserved.

著作权合同登记号：图字 01-2024-1449 号

**图书在版编目（CIP）数据**

聊聊，就好了 /（希）斯泰利奥斯·基奥塞斯著；
陈桂芳，王雪靖译 . -- 北京：中译出版社，2024.6
书名原文：THE POWER OF TALKING: Stories from
the Therapy Room
ISBN 978-7-5001-7873-6

Ⅰ . ①聊… Ⅱ . ①斯… ②陈… ③王… Ⅲ . ①抑郁症
—精神疗法 Ⅳ . ① R749.405

中国国家版本馆 CIP 数据核字（2024）第 079861 号

**聊聊，就好了**
LIAOLIAO, JIUHAOLE

著　者：[希腊] 斯泰利奥斯·基奥塞斯
译　者：陈桂芳　王雪靖
策划编辑：刘　钰
责任编辑：刘　钰
营销编辑：赵　铎　魏菲彤　刘　畅
版权支持：马燕琦

出版发行：中译出版社
地　　址：北京市西城区新街口外大街 28 号普天德胜大厦主楼 4 层
电　　话：(010) 68002494（编辑部）
邮　　编：100088
电子邮箱：book@ctph.com.cn
网　　址：http://www.ctph.com.cn

印　　刷：三河市国英印务有限公司
经　　销：新华书店
规　　格：880 mm×1230 mm　1/32
印　　张：7.5
字　　数：140 千字
版　　次：2024 年 6 月第 1 版
印　　次：2024 年 6 月第 1 次印刷

ISBN 978-7-5001-7873-6　　　　　定价：69.00 元

心理咨询室里五个真实感人的故事
发现聊天的惊人治愈力
所有的创伤、痛苦、愤怒、疑惑……
都会在倾诉中化解、消失
是的，聊聊，就好了

# 穿越幽暗与创伤

刘昭 / 心理咨询师

看到本书标题时，我原本以为这是本浅显的心理学科普书：像市面上诸多类似的作品一样，讲些基础的案例，再做些基础的分析，适合作为入门读物。

但是，当我看到作者笔下的第一个案例时，就被深深震动了，甚至因为这一案例带来的情绪太过强烈，我不得不在看完后平复了许久心情，才做好准备，翻开下一页，跟着主人公的视角，去看第二个案例。

然后我发现，后面的每个案例都是如此的扣人心弦，那些浅显表层的行为背后，是世间最深重的创伤，是人类心底最隐秘的幽暗。穿越其间，哪怕只是浅浅阅读，都能够感受到直面它们时引起的那种触及灵魂的战栗感。字里行间，皆是人类所能经历的至深伤口，以及面对这些伤口时人性中那最为动人的力量。

作为一个具有一定实践经验的职业心理咨询师，我深深知道这些案例做起来有多么的不容易。本书所列举的案例，难度不仅在于情节罕见，更在于案主内心困境的复杂程度。这种复杂造成案主在恢复过程中必然会遇到巨大阻力。毫不夸张地说，本书中的每一个案例都足以让一个经验丰富的咨询师倒抽一口冷气。但作者凭借自己丰富的经验、扎实的专业能力、澎湃的内心力量和稳定坚韧的耐心，带领困境中的案主逐步走出看似永恒的暗夜。

对于所有专业心理咨询师来说，阅读本书将会是一段启发思路并且鼓舞信心的旅途。

这本书另一个优秀之处是易读性。

在适合专业咨询师阅读的同时，普通读者也不用担心理解起来吃力。每一个案例的每一个决策，作者不仅会讲述情节如何进展，也会把决策和思考过程，以及相关的心理学知识科普给所有的读者。于是所有的读者都不用顾虑是否具有足够的背景知识储备，便可以跟随作者的思路，在故事细致展开的过程中，看到心理创伤如何影响一个人，以及心理咨询师如何运用他们的技巧与知识，帮助人们逐步摆脱困境。

不过，需要说明的是，恰恰由于作者的洞察与笔力，因此阅读这些案例可能会引发很多情感上的共鸣。因此，如果您的成长环境中有较多创伤体验，一方面这本书很有可能给您带来巨大的觉察与成长，另一方面我建议您可以在一个更具支持性的环境中，以恰当的节奏阅读本书，如果引发了较大的情绪波动，必要时可以寻求适当的专业帮助。这不仅是对自己情感的一种呵护，也是您对心理治疗深层次理解的开始。

愿您在阅读的过程中，不仅获得知识，也获得启发与希望。

# 被倾听的疗愈

*马梦捷 / 心理咨询师，作家*

当两岁半的儿子问我："妈妈，你是做什么工作的？"我是这样回答他的："妈妈的工作是听人说话。"

他不解地看着我，仿佛在问："为什么这也能算一份工作？"

于是我进一步解释说："很多人在生活里找不到一个人听他讲话，时间长了，他就会很不快乐。这时候，如果他找到妈妈，妈妈会专心地听他讲话，这样他就会慢慢快乐起来了。另外还有一些人，心里装了很多秘密。他因为有这些秘密而感到羞耻。你问羞耻是什么意思？羞耻啊，就是觉得自己不好，为自己感到不好意思。当他找到妈妈，把心里的秘密告诉妈妈时，妈妈也会专心听着，不会批评他。慢慢地，他就不再为自己感到羞耻了。"

以上是心理治疗如何起作用的极简版本，一个两岁孩童也能听懂。但是在现实生活中，绝大多数成年人并没有意识到"诉说"与"被倾听"的疗愈作用。你可能有这样的体验：当你鼓起勇气向他人敞开心扉倾诉时，对方忙不迭地想要教你一些方法，或者给你提点建议。而正是这样的反馈，让你顷刻间丧失了继续诉说的欲望，只能黯然地说一句"知道了，谢谢"，然后匆匆起身离开。

实际上，如果对方只是默默地听着，营造一个让你能够自由诉说真实想法的空间，那么也许你的感受会好得多。这也是心理咨询师会为你做的基本工作。当然，心理治疗的意义远远不止于此。在《聊聊，就好了》这本书中，作者基奥塞斯向读者展示了五个心理治疗案例，每一个案例中的来访者都曾遭遇过严重创伤，包括被性侵、至亲自杀等。作者作为治疗师，不仅为来访者提供了一个安全的倾诉空间，还以始终如一的真诚、耐心与敏锐，陪伴来访者度过诉说创伤、哀悼丧失、反思主观经验、识别内在模式、开启改变的整个过程。

与很多人的想法不同，在这趟漫长、曲折的内心疗愈旅程之中，起关键性作用的并不是治疗师的教育或指引，而是来访者自己的诉说。在探索那些被尘封已久的悲伤与痛苦时，来访者发自内心的倾诉既像是一盏探照灯，照亮那幽深的过去与复杂的人性，也像是一根长长的绳索，引着来访者从已知的自我走向未知的自我。而在这个过程中，治疗师的存在与言语所起的作用，是支撑这个自我探索场域和见证这趟自我认识之旅。在这两种言语的交织之下，创伤会被看见，丧失会被承认，巨大的愤怒会化解为深深的遗憾，酸涩的不甘会转变为悦然的接纳。

　　这就是为什么，即使没有建议、没有批评、没有指导，仅仅是周复一周地来咨询室聊聊，就会好起来。

## 接纳真实的自我，拥抱自己的弱点

对很多人来说，寻求他人的支持与帮助并不是一件容易的事。我也能理解为什么心理治疗会让一些人觉得极度不舒服，我自己在接受治疗的过程中也有过这些体会，因此我能理解。这本书是想告诉大家，对心理治疗感到不自在，这很正常；生而为人，有这些感受是正常的。大多数人并不知道如何向他人表露自己的脆弱。我想说，虽然脆弱有时是软弱的同义词，但脆弱其实也是我们得以淋漓尽致地活着的一个重要因素。我相信，很多关系的建立或多或少都需要一些脆弱的成分，我们总需要在某些时刻向他人敞开心扉。展现自己的脆弱并一步步去信任某个人是需要时间的，它意味着要放下对被拒绝或被评判的恐惧，在他人面前毫无保留地展现自己。

在本书中，你会看到有关心理防御的各种案例分析，你会了解来访者接受心理治疗的过程，他们通常会因害怕"受伤"

而将折磨自己的一两种阴性症状① 和某种心理机制隐藏起来，且不为外人所知。你也将了解到心理治疗师如何与来访者共情、如何纠偏，帮助他们卸下这些防御性的包袱。通过这些案例分析，我们将回顾心理治疗师采取的理论基础与步骤，以便深入了解这些心有抵触的群体。我的治疗体系是综合的，以心理动力学疗法（psychodynamic therapy）为主。通过这一机制，我们将关注一些新方法，比如监测潜意识的表现以及对心理防御的应对。

我本人最初接受的心理治疗，要追溯到当年在牛津大学攻读心理动力咨询专业的研究生课程时。至今我还记得，当时的课程主任丢下"重磅炸弹"，要求所有学生必须在就读期间接受心理咨询与治疗后才可以毕业。此前的学习生涯中我可从没遇到过这样的要求，当即我就惶惶不安。虽然我正在学习如何成为一名心理治疗师，但我可不愿意坐在一个陌生人的面前吐露心声，聊一些我怀疑自己或许存在但丝毫没有意愿去面对的问题。后来在上心理动力学课程时，我才知道，阻抗是心理治疗之路上不可或缺的一部分。人人都会阻抗，为的是自我保护，以免遭受某种我们担心会吞噬掉自己的意识的影响。这种

---

① negative symptoms，中枢神经系统损害造成正常功能降低或缺失，导致的精神病理学或神经病学上的缺陷症状。在精神病学中，通常被认为是阴性症状的有言语贫乏、注意缺陷、情感迟钝、情感淡漠和社会性退缩等。

阻抗是无意识的，它的作用原理就像摩擦阻力——跟你想要抵达的方向正好相反。阻抗是自我防御机制的产物，它深藏在个性之中，难以克服，但我们最抵抗的问题恰恰是我们最需要解决的问题。

17岁时，我向父母宣布："我要去罗马尼亚学习。"这是我第一次意识到自己想学习心理学的意愿。此外，斯图尔特·萨瑟兰（Stuart Sutherland）的《崩溃》（Breakdown）一书也让我下定决心。我在萨塞克斯大学就读实验心理学本科时，萨瑟兰正是我的导师。当时，我把去罗马尼亚看作一种人生挑战和冒险。父母最终同意让我去那里学习。于是，紧锣密鼓学习了6个月的罗马尼亚语之后，我申请进入了位于特兰西瓦尼亚的克卢日大学医学院。三年后，我决定前往英国学习。在这几年中，在精神病院工作的经历触目惊心，也让我的内心萌生了某种情绪。我见证了精神病患者的人格如何被瓦解，目睹了拥挤的孤儿院中的孩子如何忍受饥饿和疾病，也亲身感受到这些孩子眼神中的痛苦、绝望、悲伤和脆弱。

刚开始接受心理咨询时，我很抗拒；但随着咨询的进行，我最终还是将自己的内在秘密全盘托出。我印象最深的有两件事情。第一件事情是关于一个8岁的小女孩，她大冬天从精神病院逃走，想去找她的父母。女孩患有抑郁症，6岁时被父母抛弃在荒野，之后便被送到了福利院。冰天雪地的寒冬，她在外面撑不了太久，所以我们必须尽快找到她。我记得，寻找她的大队人马最后空手而归，一无所获。一个月后，他们发现了她，她已经冻死了。

第二件事情发生在我学医时被安排实习的一家孤儿院，那里的孩子只会无声地哭泣。我记得当时孤儿院有一个房间，里面摆满了婴儿床，大概有 30 张左右，每张床上都有一名几个月到 2 岁之间的婴儿。当我走进房间，屋里的寂静让我震惊了：整个房间非常宁静，鸦雀无声。记得有一次在治疗中，我谈起这段痛苦的经历，我的心理治疗师说："啼哭是生命的言语。"当一个孩子哭的时候，他其实是在说："会有人过来的，有人是爱我的。"但孤儿院的那些孩子中没有一个在哭，也没有一个在睡觉。他们有的坐在婴儿床里，但大部分孩子都仰面躺着，只是呆呆地盯着天花板，活似一具具空空的躯壳。这个片段永远铭刻在了我心里。曾几何时，这些孩子也会没日没夜地大哭大闹，但久而久之，他们意识到不可能有人过来查看自己的，于是就不哭不闹了。这种被抛弃感，我自幼就经历过。儿时，父亲抛弃了我，将我甩给母亲以及后来的继父一起生活。因此，这段记忆是我接受心理治疗过程中的一大痛点。

我的个人治疗让我得以有一个平台，去探索和挖掘这些人生经历，并搞清楚内在创伤背后的原因。我成长于一个暴躁易怒的家庭，至少是不太正常的家庭。可以说，现在的我之所以善于倾听，正是源于饱受虐待的童年，它使我长久以来背负着一种恐惧感。多年以后，我才在接受心理治疗的过程中坦然接受了这一点。当然，跟许多人一样，一开始我并不相信心理治疗师能对我有什么帮助，毕竟多年以来，我都是自己照顾自己的。但通过心理治疗，我意识到自己是在饱受虐待的环境中成长起来的。熬过了艰难的两年治疗之后，我觉得自己已经蓄势待发，可以继续好好生活了。

但有一点需要说明，那就是人们在没有接受心理治疗的情况下会产生阻抗，这也源于我们自身的防御体系，自身的个性。跟任何一种防御一样，阻抗能保护我们免受伤害。按照心理动力学理论，阻抗是指来访者试图阻止或抑制那些触发焦虑的记忆或解读侵入到自我意识。

我最初学习的是一种名为认知行为疗法（CBT，cognitive behavior therapy）的心理治疗方法，通常被简称为"CBT"。认知行为疗法强调通过改变一个人的习惯和自我辩护体系、反思行为和观念来改变心理问题。相比之下，心理动力学疗法往往强调通过审视核心感受和潜意识的过程来进行经验性、关系性和防御性系统的调整。心理动力学疗法起源于西格蒙德·弗洛伊德提出的理论和实践，以及他关于精神分析的理念。简单地说，心理动力学疗法强调早期童年经历的重要性，以及这些经历如何持续影响成年之后的我们。而认知行为疗法更关注目前的问题和困难，而不是过去的问题。

我起初学习过综合心理治疗、认知行为疗法，后来在牛津大学又接受了心理动力学从业者的培训，这种复合经历让我获益颇深。牛津大学每个月都会举办一个主题周末，包括技能、生理、性、病理学、创意、可视化、童年经历，以及如何创造性地利用痛苦、危机和失败。这就像在我自己身上进行了一场成长和发展的实验，让我得以深刻理解如何才能进行自我发展和自我疗愈。虽然牛津大学有着很高的学术标准与要求，但对我来说，最重要的是个人的全情投入和参与。心理治疗师无法期待来访者抵达那些他们自己都未曾抵达过的地方——这是我认同的哲学观。但我也知道，今天有许多培训机构，包括我之前工作过的教育机构，都没有硬性要求心理治疗师也必须接受个人治疗。

童年创伤和成年后的挣扎是我自己接受心理治疗的侧重点。现在，我会引导来访者要学会原谅自己（和他人），接纳真实的自我，并拥抱自己的弱点，因为正是弱点造就了每个人的独特性。正因为我自己也经历过心理治疗，否则我就无法获得这种宝贵的智慧。我遇到了一位心理咨询师，然后拥有了一段改变人生的经历。之后我变得更好了，学会了如何面对人生，如何释放真实的自我。我所有的应对工具和武器都源于内心，因为心理咨询师教导我，我只需向内就能找到它们。我做

到了。我永远感谢他在那段黑暗的艰难时期给予我的温暖与
耐心指导，让我以一个全新的姿态走在阳光之下，从容、镇
定，不再为人生的起伏所困惑。这段旅程波澜壮阔，令我终生
难忘。

从认知行为疗法转到心理动力学疗法的学习，源于我自己
的观察，因为我发现，尽管认知行为疗法专注的是来访者心理
症状的缓解策略，但它并没有在某种程度上帮助他们更深入地
了解自己的身份和关系模式。此外，我很难相信，掌握了一个
简单的技能工具箱，就可以真正解决涉及一个人生产中的根本
问题，帮助他找到深层次心理问题。但心理动力学疗法探索的
正是这类问题，在开始进行心理动力学疗法标志性的情感探索
工作时，转移注意力、忍耐痛苦、自我安抚等能力充其量只是
一套不错的工具。在本书中，你会发现这两种疗法被交替使
用，因为我是一名整合取向的心理治疗师，所运用的方法就是
把特定疗法的不同要素结合起来。

# 免责声明

本书中所有的故事都是虚构的，虽然它们都是基于我本人经手的真实案例。为了保密和不暴露来访者的身份，所有访客的身份细节都被做了隐藏处理，名字也使用了化名。这些案例研究是拥有某类心理问题的来访者的集合，如与现实中的任何人（无论生死）有任何相似之处，则纯属巧合。

# 目录

并排坐着。他说话的声音安静、低沉。当时我坐立不安——他以如此严肃的方式对我说话，让我感到紧张。他在酝酿着，想说些什么，但我没有完全听进去，直到他最后说出这几句话：'海伦，你妈妈已经死了，她再也不会回来了。在你六岁时，她把你遗弃在海滩上，之后就自杀了。'"

一个月前，丈夫约翰在家里的床边发现了两个用过的安全套，就在妻子爱丽丝睡觉的那一侧。两人结婚六年来从没有用过安全套，于是约翰找爱丽丝对质，但爱丽丝却坚决矢口否认。约翰确信爱丽丝背叛了自己。面对指责，爱丽丝反过来说约翰肯定也出了轨，现在他发现了安全套，于是干脆用这件事作为理由陷害她，并借此提出分手。约翰非常生气，他像头愤怒的公牛一样疯狂摆头，恨不得打爱丽丝一顿。事态变得严重起来。

"母亲性侵了我。那时我年纪不大，就在父亲去世之后。"说完这句话，戴维猛吸一口气，仿佛害怕我会对这句话做出什么反应。接下来的谈话中，戴维的表述时而轻柔缓慢，时而激烈到语无伦次，他的情绪在两者之间起伏不定。我能看到他在强忍泪水。性侵犯会严重干扰孩子正常的生长发育过程，也会影响到他未来人生中的每一个后续发展阶段——这种影响将从孩子受到侵犯开始，一直延续到他的整个童年、青春期以及成人期。

从童年开始，亚比该的囤积症状就时好时坏。她现在的家里，有些地方的物品堆积到1.2米高，所有的房间都无法再按照本来的用途使用，特别是厨房。想要去某个房间的某些地方，只能靠杂物中的通道，但这也不是都行得通，因为桌子、椅子、沙发和地板几乎都被杂物堆满。当地的委员会接到了亚比该邻居的投诉，要求清理这所害虫滋生的房子。当工作人员清理亚比该的房间时，在卧室里发现了两具新生儿的骸骨。

我建议你从现在就行动起来。想象一下，当你开始一步步走向完整，你的生活会是什么样子。学会倾听自己的情绪，强化内在力量，并欣然接受想要疗愈自己的决心。深入挖掘和发现阻碍你独立生活的因素，找出阻碍你独立生活的原因。远离创伤和羞耻带来的沉重负担，以快乐为中心，好好生活。你值得拥有这样的生活，每一分，每一秒。

第一章

# 我是心理治疗师,
# 是受过伤的治疗者

我们是心理治疗师，不是英雄。倾听他人的心理问题，并试图提供帮助，这不会让我们显得特殊。大多数情况下，我们是治疗者，是受过伤的治疗者。歌德写道："我们自己遭受的痛苦得以让我们去理解别人的痛苦。"我经历的伤痛确实促进了我与来访者之间的移情式联结，但首次提出"受伤疗愈者"原型的是创立了分析心理学的瑞士精神病学家荣格。荣格从希腊神话中受到启发，并将之运用到心理学。

曾有一段时间，我以为人人都可以提供心理治疗，但我自己经过治疗后，才发现并不是每个人都可以成为心理治疗师，也不应该让每个人都成为心理治疗师。在我看来，仅仅拥有教育和证书就去为人们提供心理咨询是远远不够的，你还需要有爱心、耐心和某些品格，这些品质对于从事这项工作同样重要，甚至更为重要。即使在小时候，我也是一个直觉灵敏和富有同情心的人。我总能感知自己的感受，每天都会花几个小时独处，只为了尝试弄清楚我为什么会有某种感受。

然而，人们总认为心理治疗师在接受过个人治疗后就"被修复了"，经过重重挑战之后，他就永远"从所有的邪恶中被解救了出来"。但是，事实也有可能适得其反。因为并不是每一位接受过心理治疗且能够移情痛苦的心理治疗师都能发挥更大的作用。拥有治愈力的品格特征还必须与其他特征结合起来，比如控制移情的能力，加工或回收快乐（乃至痛苦）的生活经历的能力。

我的意思是，我们可以从自己的经历和错误中学习，也可以从别人的经历和错误中学习，然后在一个更为有益和合适的新环境下重新处理这种经验。我们重新利用"废物"，将其分类并堆积在不同的地方，然后想想它们可以怎样使用，以及在哪里得到使用，就如同情感回收一般。我相信，这样会让我们对自己和他人遇到的每种情况都有了一个多重真相和观点的认知。

总的来说，心理治疗可以非常有效。这一点值得强调，因为许多人仍然怀疑它是不是一种真实可行的治疗方法。很多经验性的证据表明，心理治疗可以帮助来访者解决各种各样的心理问题，无论是相对简单的问题（如害怕坐飞机和蜘蛛），还是难以治疗的复杂疾病，如边缘型人格障碍和精神分裂症。心理治疗或许无法帮助每一个人，但一大堆治疗身体疾病的药物也并非对每一个人都有效。关键在于，心理治疗确实帮助了很多人。

来访者接受心理治疗时，会提出各种各样的问题，其中有一般的问题（如沮丧），也有具体的问题（如解决在工作中与上司发生的矛盾）。通常情况下，来访者预期这些问题能够得到解决，或者至少能够得到控制。在某种意义上，心理治疗可以被看作一种解决问题的方式。因此，了解来访者如何描述各自的困难是一项至关重要的任务。

你会注意到，我在本书中也使用"心理咨询师"（counsellor）和"咨询"（counselling）这两个术语。它们经常与"心理治疗师"（psychotherapist）和"心理治疗"（psychotherapy）互换使用，我也遵循了这一惯例。虽然心理治疗通常需要更长久、更深入的培训，但这两个学科之间仍有许多相似之处。

跟很多人一样，童年创伤以及成年后的挣扎，一直是我想成为一名心理治疗师的主要动力。我了解到，尽管我自己的伤口有时会在治疗过程中被揭开，但这也有可能促进来访者内在伤口的自我愈合。这本书讲述的就是这种疗愈的过程。书中的案例研究不仅讲述了来访者内在携带的"幽灵"发出的沉默之声，还展现了来访者和心理治疗师在心理咨询室这个治疗舞台上的更加亲密的脆弱性。

有人可能是在心理治疗过程中，才感觉到自己在人生中第一次被真正倾听。亲情和爱情都有局限性，心理咨询当然也是如此。但是，心理咨询师要允许来访者选择自己的节奏，可缓缓道来。能否保密则是真正信任另一个人的试金石。

心理治疗的学习和培训也包括多年的个人治疗，作为心理治疗师，我们很清楚坐在那张椅子上是什么感觉。来访者通常不清楚，但心理治疗师知道，真正向另一个人敞开心扉、探索最本质的自我是什么样的感觉，心理治疗师也知道，你和他们在一起很安全，他们会在这场让生命重归完整的旅程中陪伴着你。

在过去的 20 年里，我们与来访者沟通的方式也发生了变化。我们会通过使用个人电话和电脑来管理来访者的心理健康档案，技术在某种意义上改变了沟通的格局。尽管所有的一切都在发生改变，但心理治疗中仍有一个不变的现象，那就是它始终是一种治疗作用力和情感作用力的双向"流动"。在我看来，心理治疗的初"流"是影响来访者的情绪和精神状态，还有一个"流"，则会影响心理治疗师的个人和职业生涯，帮助我们从我们帮助的人身上了解自己。

\* \* \*

现在，将近 25 年过去了，我重新翻开当年学习期间的日志，发现自己想成为一名心理治疗师的初心依然未变。当然，我已经改变了，就像所有人都会改变一样。但我学习心理咨询的最核心且最根本的原因依然是，我曾经需要有人帮我度过生命中一段极度困难的时期。对我来说，没有任何其他职业能够为我带来这种十足的成就感，同时，我还可以在学习与挑战中不断成长。成为一名心理治疗师确实是一场终生旅程，我愿与他人分享这个旅程，达到治愈的目的地。

# 第二章

# 加雷司的故事
## 复杂哀伤的治疗

我花了好几年的时间，才弄清楚我想让自己的咨询室传达出什么样的情绪和信息。当来访者进入咨询室，迎接他们的是一个平静舒缓的空间，其中有烘托气氛的柔和的灯光，还有一株大型植物盆栽垂叶榕。我故意避免和弗洛伊德当年布置的咨询室产生共鸣，他的房间装饰昏暗，沙发上总铺着一块毛毯。现在，我刻意避开了类似的风格。我房间的墙上挂着一些非代表性艺术作品，这些作品暗示着抽象的概念，而不是可能导致注意力分散的有形的元素。我摆了两把扶手椅，上面放着一些靠垫和抱枕，还有一条舒适性和保暖性俱佳的羊毛毯子。房间里还有一整面墙的落地窗，自然光倾泻而入。天气好时，新鲜空气也会溜进来。走进咨询室时，来访者会站在一个通向充满期待的门槛上，也许这种期待已经持续了很长时间。他们期待在这个空间里，自己的情绪最终能得到理解，自己的故事能得到讲述。这可能是一个令人恐惧的时刻，我懂。"如果咨询没用怎么办？"——这种恐惧时而会浮现。所以，一个精心设计的、可以掌控的空间，再加上我的存在，这些都是为了让来访者安心与放心；同时，这个房间也见证了许多来访者的眼泪，我自己也无数次泪洒于此。

从最佳意义上看，心理治疗是一个过程，可以被看作一种内在和直观的逐步进展，而这种进展往往被困在层层条件、恐惧和反应之下。我与来访者建立了一种关系——这种关系当然不是爱情，也不是友情，而是一种亲密和信任的情感关系。我理解他们寄托在我身上的希望和信任，我也常常能体会到他们的痛苦。有时，完成一天的工作，离开房间时，我会有一种满足感。但是，也有一些时候，我感觉十分疲惫，白天所听到的来访者的故事沉甸甸地压在心头。一天下来，我发现自己越来越没有耐心，也无力去体贴和关怀来访者。消化他人的痛苦真是一种艰辛的脑力劳动。

有一天，我有了这样的经历。当时，已不再处于最佳状态的我正在等着最后一名来访者到来。经历了一个漫长的治疗日，我心目中最理想的自己已经被推到了极限，不再处于行业所说的那种能够真正和来访者移情的状态了。为了达到那种状态，我需要付出极大的努力——我要认真倾听来访者，以便让他感觉自己得到了真正的聆听。即使对心理治疗师来说，移情有时也是出乎意料地难以实现。作为人类，当有人向我们讲述他们的故事时，我们都有一种强烈的倾向，想去建议、评判，表达同意或者不同意的观点。当然，我们这样做，也是从自己的角度出发的。

作为心理治疗师，我们关心每一位来访者，但我们和他们在生活中并没有利害关系，所以我无须顾虑自己所说的话是不是来访者想听的。虽然我一直认为自己是一个很好的倾听者，但当我感到疲惫时，我常常无法做到真正地倾听，这让我有点儿担忧。

这天晚上，我想起了在心理治疗师学习阶段做过的一个练习。一群学生参与者被分为两组：第一组中的每人分到了一个充气气球，第二组中的每人分到了一些豌豆。我所在的第二组的所有人需要将手中的豌豆扔向气球。当看到豌豆从气球上弹落时，我突然明白，如果心理治疗师不善于倾听来访者带进咨询室的想法和他的人生故事，那么这些想法和故事就会像豌豆从气球上弹落一样从心理治疗师身上滑过，从而错失了疗愈重要时刻。尽管那天晚上我很沮丧，但我必须让自己做到真正倾听。于是，我稍做休整，加上咖啡的"加持"，我信心满满，相信能够做好下班前的最后一项工作。

傍晚时分，橙色的夕阳透过窗户照进房间，这温暖的光芒让人着迷，在冬季的伦敦真是难得一见。我再次翻开了来访者的转诊单。我有位精神科医生的同事，他之前就这位来访者征求过我的意见。他觉得这个 60 岁的退休律师，名叫加雷司的未婚男子，近来病情突然间恶化了。这位同事已经给加雷司治疗抑郁症将近 10 年。其间加雷司曾多次住院，并有过几次严重的自杀行为。但我的同事在这些危机中锲而不舍，随时为加雷司提供情感支持，并给他适量用药。同事告诉我，虽然加雷司很少谈论过去，但是他 30 多岁在前往德国的一次旅行中，发生了一件特殊的事情，这件事情显然是加雷司多年患有心理障碍的核心。

同事说，加雷司曾载过一个搭便车的女人，当时他在高速公路驾车行驶，疲惫到开车的时候打了盹，结果导致他的车与一辆卡车相撞——这个女人死了。此后，加雷司一直拒绝谈论事故的细节。近 30 年来，他一直承受着巨大的痛苦。直到现在，在最近一轮抑郁症发作及自杀未遂后，加雷司说，他终于做好准备，想与心理治疗师谈谈他经历的创伤了。

为了来访者的健康快乐，心理治疗师经常需要与精神科医生合作，于是我们的工作也经常重叠。但这两个职业之间有一些关键的区别，其中最关键的就是两者的治疗方法不同。精神科医生接受的是医生从业者的培训，他们有处方权。因此，他们的大部分时间花在病人的药物管理上。相比之下，心理治疗师专注于通过交谈和运用各种心理治疗技巧来协助来访者探索和理解自己。

像我这样的心理治疗师，主要是帮助来访者理解他过去的经历如何影响和塑造了他们对当下生活中各种事件的反应。我们的重点是关注此时此刻，过去只是提供了解来访者情况的平台。

在许多情况下，由于时间限制，像加雷司这样的来访者会选择对心理治疗师敞开心扉，而不是与精神科医生交谈。一次精神科的咨询通常只有 15 分钟，主要是因为目前精神科医生的数量不足以满足患者的需求。而心理治疗是一种谈话治疗，每次疗程大概会持续 50~60 分钟，来访者有足够的时间舒舒服服地坐下，治疗师袒露自己内心深处的感受。

最新的一项研究表明，谈话疗法在治疗抑郁症方面的效果可能与药物一样好，甚至更胜一筹。我承认药物治疗的重要性，但让人们真正好转的是人际联结。解读一个人的情绪，需要真正踏实的努力与付出。与精神科医生就药物治疗进行会面，通常是一种令人沮丧且无力的经历。来访者往往被要求回答一些敷衍的问题，才能拿到一些特效药的处方。这些药物可以极大地改变乃至恶化一个人的生活质量。在这类会面中，精神科医生占据着权力地位，而来访者往往会扮演一个安静的、没有疑问的、被动的"病人"角色。心理治疗则完全不同。

精神科医生和心理治疗师最明显的不同之处，便是我们如何称呼自己的治疗对象。这一点很重要，因为称呼反映了我们如何看待自己所提供的帮助。例如，精神科医生会把治疗对象称为"病人"。"病人"（patient）一词源于拉丁文的"受苦的人"（pati）。因此，"病人"暗示着一个接受医疗护理的人，也暗含了医生与病人的等级关系。对比之下，"来访者"（client）一词是由心理治疗师开发的，表示对精神科医生的医疗方式的拒绝，取而代之的是心理成长和疗愈的概念。我们相信，来访者正遭受着个人和社会孤立的心理状态，因此我们需要引导他们找到解决问题的新方向，从而将他们从情感的痛苦中解放出来，同时变得更加强大。即便如此，选择使用哪个术语，"病人"还是"来访者"，在不同的心理健康专业人士（心理学家、精神科医生、社会工作者、心理治疗师等）之间以及他们试图帮助的对象之间仍存在着争议。

＊　＊　＊

听到轻轻的敲门声，我为加雷司打开了门。还没来得及向他打招呼，他就简短地向我打了个招呼，然后径直走进房间。他的步态透着一种军人的僵硬，我立即感觉到这次咨询肯定不会轻松。但与军人风度形成鲜明对比的是，他看起来似乎有一段时间没有刮胡子了。他皮肤红润，灰白的毛发很浓密，但那些毛发不够长，也没型，不像是有意留的胡子。从外表来看，他曾经是个肌肉发达的人，背部宽阔，脖子粗壮，但那些精心练过的大部分肌肉已变成了脂肪，他看着有点儿胖。加雷司总体上跟其他老年人并无两样。我想探探他的体力，于是趁着他侧着身子在门后挂外套的时候，拉着他进来了。

加雷司说话的声音柔和而坚定，带着一种常年吸烟的沙哑感。他淡蓝色的眼睛像是两条缝，眼睫毛倒浓密，但眼神慵懒而冷漠。他的眉毛高高竖起，自带一副好奇的表情，仿佛总是在提问题。就这样，我暗自打量着他，给他归类。但对于这幅外表底下发生的事情，我仍一无所知。

沉默地坐了几分钟后，我问他感觉身体如何。加雷司描述了他目前的状态：“我感到筋疲力尽，疲惫不堪。无论睡了多久，我都会感到疲惫和乏力，每天早上起床都非常困难，甚至起不来。”

我问他：“你在情感上感觉如何？”

他说这个问题以前被问过很多次，但他根本不知道自己的“感觉”是什么。他说“感觉”这个词时，仿佛是加了引号强调。加雷司说，他甚至不知道“感觉”这个词是什么意思。他很熟悉那种难以承受的抑郁状态，他也知道自己想结束生命。仅此而已。

在第一次治疗中，加雷司在情感上很挣扎，无法自省或者反思，他不会用词汇来表达自己在情感上的经历。

\* \* \*

"你感觉怎么样？"这是心理治疗师经常问来访者的一个问题。这句社交中可能脱口而出的话，对我们来说却是在真心实意地寻找一个答案。但是，这个问题的意义何在？我们想从这个看似简单的询问中获得什么信息？

人们把身心联结起来的历史由来已久，但人们也常常错误地认为抑郁症和其他心理障碍都只是情绪性的问题。其实，心理疾病也会影响我们的身体健康。抑郁症不仅仅是一种情绪，它对身体的影响也是真实的，不应该被低估。《新英格兰医学杂志》上有篇文章曾说，在看全科医生的患者中，其躯体不适的情况至少80%与压力有关。所以，为了缓解压力和治愈躯体不适，我们显然需要首先了解思想（mind）在身体疾病中的作用和适应性心理活动中的作用。

彼得·莱文（Peter Levine）博士在1997年首次提出了心理问题的躯体化（somatic experiencing of psychological manifestations）概念。通过对自然环境中动物行为的观察，他认为，创伤引起的健康问题是心理问题的生理表现。比如说，我们受到威胁时，会进入战斗、逃跑或冻结模式。我们的大脑会瞬间被生存本能接管，然后体验到巨大的能量激增，因为我们的身体正充斥着逃跑或逃离所需的化学物质。

大多数来访者并不会经历真正的威胁，所以这种"能量"会停留在其神经系统中，其表现形式为颤抖、打呵欠、发麻、哭泣等身体动作。在自然界中，动物从捕食者那里逃脱后会打战，就是一种释放创伤能量的健康方式。对我们人类来说，这种"断流"的释放表现为消化问题、睡眠障碍等躯体不适，同时伴随着严重且持续的情绪困扰。

据我多年来的观察，大多数来访者都倾向于干预这种能量释放导致的躯体不适的过程。其实，身体自身的精心设计就是为了愈合。身体迫切想要痊愈，想要得到调节。但是，当来访者告诉自己"不要哭""不要发抖"，是因为他们在表达这种情绪时"觉得"不舒服，所以由基因组成的身体的自然愈合过程就受到了干扰。在治疗中，我们鼓励来访者信任自己的身体，不要让消极的信念、想法、行为凌驾于身体之上。

为了帮助来访者实现这一目标，我采用了一种叫作"提供资源"（resourcing）的策略。其工作原理是，通过有意识地武装思想来应对压倒性的紧张反应。你需要想起一个能给自己带来平静、和平或幸福的地方或记忆，然后无须产生严重的情绪困扰就能带来能量的物理释放。"资源"是指任何一种能帮助你把身体从过度兴奋的状态中放松下来的事情，也被称为唤醒区的容忍之窗，个体在这个唤醒区内能够最有效地运作。

如果你讨厌做一些事情，比如看牙医、坐飞机，那就在脑海中想象一下那些你去了就能熬过这些烦恼之事的"快乐之所"。对于那些希望在治疗结束后能持续有一套有效应对策略的来访者来说，这是一种非常有用的方法。我相信，有意识地探索和整合身心，并建立一种想象中的存在，是改变来访者大多割裂与痛苦的基础。

\* \* \*

和加雷司的前几次见面，我们都是在沉默中度过的。在心理治疗过程中，沉默通常是交谈中被治疗师接受甚至期待的一部分。但在正常的社交互动中，如果出现沉默，很多人都会惊慌失措！其实，沉默可以成为一个重要的工具，让治疗师更好地了解治疗关系、来访者的矛盾、防御、抵抗、适应功能及其人际关系模式。加雷司的沉默并不让我担心，因为我可以从沉默中了解到很多东西。我扮演的角色介于沉默者、专注积极的倾听者与励志的教官之间。

第二周，加雷司继续过来接受治疗。在沉默中坐了一会儿后，他突然决定要讲讲自己在德国的经历，并简单地解释了那起悲剧。

他用颤抖的声音跟我说："此刻我想说的是，这是我的错。"

我问他，这是什么意思。

他解释说："她的死，是我的错。死的人应该是我，而不是她。"

然后，加雷司停了下来，退回到沉默模式。

在他说完之后，我马上经历了一段非常奇怪的事情。当时，我正看着加雷司身后的墙壁，一个女孩的影子似乎出现了，就像光线造就的影子，而我的思想在这些影子中创造出了让我能够理解的形态。那是一种非同寻常的感觉。我还以为自己在臆想，但那个影像是如此清晰，我纳闷这是不是需要引起关注的重要事物。虽然加雷司还没有详细讲述在德国发生的事故和那个女孩的死亡，但他已经表达了足够的信息，让我能够"投射"到她。

\* \* \*

投射往往发生在一个人处于危机和压力的时候，因为在危机和压力之下，我们的感情会变得不受控制。与其承认、接受和拥有自己的想法、感情和行为，不如把它们投射到别人身上更容易。投射是一个无意识的过程，它会自动发生，且往往未经计划或深思熟虑。弗洛伊德首次使用了"投射"的概念，用来解释和解决个人情感外化的过程，然后，他又进一步将其定义为对抗个人无法处理的内心焦虑的一种防御机制。弗洛伊德认为，个体会利用投射来保护自己免受已经觉察到的威胁；如果可能的话，个体也可以利用它来减少焦虑和避免冲突。

\* \* \*

那天晚些时候，我在进行心理督导时谈了谈我遇到的"投射"事件。心理督导是指一名心理治疗师和一位有经验、有资质的同事之间的正式契约安排，两人商定定期见面，反思和讨论各自的临床工作。在督导时，心理治疗师可以讨论自己在来访者身上面临的任何挑战，对与来访者合作方式的任何担忧，或者任何不确定的感觉。

在心理治疗中，吸收和理解来访者投射的感受，并试着利用这些信息了解来访者的情况，至关重要。但是，即便是进行心理督导时，我和同行也无法理解我所看到的影子是什么意思。其实，直到加雷司将他的故事（一个他隐藏了很久的秘密）毫无保留地都讲出来后，我才明白那个影子代表着什么。但那是很长一段时间以后的事了。在这之前，我想出来的唯一合理解释就是，我之所以会看到一个女孩的影子，与我从加雷司那里无法听到或从我们有限的谈话中无法感受到的东西有关。事后看来，这就像加雷司在告诉我一些事情，就像是他的无意识在与我的无意识交流。

\* \* \*

在此期间，我们仍然在每次咨询治疗中静静地坐着。我以一种支持的态度耐心地等待着加雷司开口说话。但我知道，当时我对这段仅仅是和他一起坐着的经历重视程度不够。授课时，我总是告诉学生："你们要仔细聆听来访者说的话。一段治疗开始的前两分钟之内，你从来访者口中所听到的，就是日后你需要帮助他们的大部分内容，而且往往会有一个隐喻藏在谈话前两分钟的某个地方。"

一听到加雷司说"我甚至不知道'感觉'这个词是什么意思"时，我就马上让他解释一下不理解是什么意思。

他回答："就像我头上有个影子。"

也许，我看到的也正是那个影子，只是当时我还不明白。这个隐喻可以用来描述他的经历。

\* \* \*

接下来的几次治疗中，我们又在沉默中度过了大部分时间。但当他第十次过来时，我试着进一步解开他的隐喻。我问他那个影子的形状、大小和移动位置。他说，是在他头上盘旋着的一个年轻女孩的影子——我"看到"的那个女孩。

我进一步逼问他："你看到这个影子有什么感觉？"

对于加雷司这样的来访者来说，心理治疗的过程可能非常令人恐惧和可怕，尤其是人们并不真正了解心理治疗"应该"是什么样的，也不知道为什么与另一个人坐在同一个房间能够不知不觉地帮助我们的生活得到永久改变。在心理治疗过程中，使用"影子"这样的隐喻并不罕见。作为心理治疗师，我们经常对来访者使用隐喻，以便更进一步了解某一段经历。在对来访者的这些经历有了共同的理解后，我们就能够使用同一种语言进行交流，并且可以更好地探索我们所寻求的改变。

研究表明，隐喻的使用与情绪的变化有关。具体而言，在谈论情绪尤其是谈论激烈的情绪时，人们倾向于更多地使用隐喻，因为隐喻能够帮助我们跳出情绪，用一种更客观的方式看待情绪。此外，隐喻还可以提供一种画面感，让他人能够进入你的世界。这些画面往往能够胜过千言万语，而一种带着画面感的语言（隐喻）同样如此。比如，将人生中面对的许多挑战用登山来表示，就是一种很好的隐喻。

几分钟后，加雷司才对我的问题有了反应。他吞吞吐吐，最后告诉我，他很害怕将自己脑子里想的事情讲出来。他坦诚自己在自我保护和允许我提供帮助之间纠结着。然后，停顿了很久，他补充说："我知道可以和你谈谈，但是，我有很多恐惧。我担心，如果告诉你我内心真正的想法之后，你会怎么想。"想到我们脑子里想的东西可能会吓到别人，这不正是经常阻碍我们说出来的原因吗？但我认为，这也正是心理治疗的目的。坐在这里，无论你的想法或是你想透露什么，都不会把心理治疗师吓得仓皇逃离！

　　我向加雷司保证，作为他的心理治疗师，他可以信任我，也可以按照他自己的时间表讲述他自己觉得舒服的事情。一个有悟性的心理治疗师知道，从与来访者的第一通电话到最后一次治疗，在来访者与治疗师这一对关系中发生的所有事都可以帮上忙。我可以在来访者所有的经历中，提取出有价值的部分，然后将破坏重塑为重生。作为一名心理治疗师，我的工作就是为来访者提供最安全的治疗空间，放下我自己的需求和"自我"（ego）。了解并坚持这一点，可以优化我的工作，加深与来访者之间的尊重，塑造良好及持久疗愈的可能性。

　　随着治疗的推进，加雷司终于开口说话了。我内心也有一个声音，叫我不要追问他之前一直坚持的沉默。我猜想，他应该需要一种自掌感，而这种感觉正是他在生活中没有体验过的。于是，和我一起坐在这个房间时，他趁机体验了一把这种感觉，虽然是以沉默的方式。毕竟，这是关于他的治疗，而非我的。来访者的自主权是建立治疗边界的五项原则之一。这五项原则的最佳描述如下：

1. 有益性：心理咨询师必须承担起促进对来访者利益的责任，并预期来访者能够从咨询的过程中受益。

2. 非恶意：心理咨询师不能做坏事，且必须在任何时候（即使是无意中）避免与来访者进行任何可能导致利益冲突的活动，并防止出现此类情况。

3. 自主性：心理咨询师的道德职责是鼓励来访者进行独立思考和决策，并防止一切形式的来访者依赖。

4. 公正性：心理咨询师承诺为所有来访者，无论其年龄、性别、种族、民族、文化、是否残疾、社会经济地位高低，皆提供平等且公平的服务。

5. 忠诚性：对来访者保持坦诚，忠实地履行心理咨询师帮助来访者取得进展的承诺。

　　我和加雷司继续着每周一次的会面。有一次，我问他这些会面是否对他有帮助。他说很有帮助，让我放心，虽然在大多数情况下，他只想安静地自己坐着思考。

　　但当会面进行到第十次时，他终于决定讲述自己的故事——那个困扰了他近30年的悲惨秘密。当时他才40来岁，但这件事定义了后来的整个人生。多年来，他一直在接受帮助，但仍然没有办法找到答案。他下定决心向我讲述多年前他年轻时发生的事情，这非同小可。于是，那个故事慢慢地浮出了水面。

　　加雷司曾是一名成功的欧洲律师，由于律师事务所设在英、德两国，他每年都会开车从伦敦到慕尼黑来回几次。有一次，他驾车从德国返回，中途搭载了一名准备回伦敦的20出头的年轻女子。女孩名叫达芙妮，伦敦人，她是一名哲学系的大学生，已经用一年的时间靠搭便车走遍了欧洲各地。她从加雷司的车牌上看出他也是从英国来的，想着也许能帮她完成这趟旅程。

接下来的两天，加雷司和达芙妮同车赶路。一路上，他们聊个不停。然后，他们坠入了爱河。加雷司很清楚两人之间的年龄差距，但他根本无法抗拒这个年轻女孩，她太吸引人了。

"我们有非常多的共同之处。"加雷司静静地告诉我，"真有种相见恨晚的感觉。她喜欢的一切也都是我喜欢的，我们甚至连坐姿都一样，面对这个世界的处事行为和想法也都一样。"

但是，他们还没走出德国，就遇到了一场严重的车祸。当时他俩正聊着天，十字路口突然出现一辆速度超快的货车。

"对我来说，开口讲这件事情简直太痛苦了！"加雷司说，"不过，这件事的焦点不应该是我，而是我杀死了那个女孩——达芙妮和她悲痛欲绝的亲友，以及他们承受的毁灭性打击。"

他说的都是事实，我坦诚道。但我仍鼓励加雷司试着说说车祸后又发生了什么。我知道，说出来对他有好处。他告诉我，当时的情况有点儿模糊，但他记得救护车很快就到了，警察也来了。他被带到当地的警察局去做笔录。他询问过几次达芙妮的情况，虽然很担心她，但他觉得她应该能活下来，毕竟他自己伤势不重。但结果是，他被带出了询问室，警察告诉他，达芙妮在被送往医院的路上已经去世了。听到她没能活下来的消息，加雷司双腿一下子软了，跌坐在椅子上。警察走了，他坐在那里，独自消化着这场灾难。

他记得，载着达芙妮的救护车到了之后，他拿走了她的包，翻看着里面的东西，试图找到她父母的联系电话。最终，他找到了她家人的电话号码，并拨通了此生中最艰难的一通电话。

与达芙妮的母亲通话时，加雷司犹豫不决，欲言又止。但与此同时，令他无比震惊的是，他发现这个女人居然是他的前女友玛丽亚，20多年前，她曾出现在他的生活中。那种情形，令人难以想象！我根本无法理解这一信息当时对加雷司造成了多么大的影响。在玛丽亚怀着自己的孩子时，他抛弃了她；他当时还很年轻，恐惧做出感情上的承诺，也从未为此做过任何努力。即使当心理治疗师已有多年的经验，我也无法想象加雷司在一个已经非常脆弱的时刻经历着怎样复杂的情感迸发。

\* \* \*

这种超出常规的事情，违背了合理的认知，像是一些不可能发生事件的随机组合，许多人将这种神灵显现式的经历定义为"巧合"。实际上，生活中发生的大多数事情都是我们无法控制的，无论你多么精心地设计自己的生活，都无法知道任何一个随机事件将如何影响这种设计。一个小小的细节便可以改变一切，也将改变一切。一个偶然事件可以毁掉或成就一个精心策划的项目，我们把它称为"共时性"（synchronicity）——当你与所希望的"东西"共时时，你就更有可能遇上那个"东西"。所以，相似的人似乎总是会相遇，因为他们的频率相同。共时性是一种无意识的生命意识。多年来，我在治疗中观察、跟踪、整合和解释共时性特征的能力有了很大的发展。我对它曾持怀疑态度，适当的怀疑是治疗过程的重要组成部分。但这并不意味着，仅仅因为让自己在心理或情感上感到不舒服，我就拿到了拒绝相信来访者的通行证。

\* \* \*

在《巧合事件：偶然还是命运》（*Coincidences: Chance or Fate*）一书中，肯·安德森（Ken Anderson）花了数年时间记录了一系列来自现实生活中的巧合事件。其中有一件发生在 1979 年夏天的挪威，此事也被刊登在当地的日报上。15 岁的罗伯特·约翰森在峡湾钓鱼时，钓到了一条 10 磅（1 磅约 0.45 千克）重的漂亮鳕鱼。他得意地把这条鱼拿给祖母特克拉·阿南，准备当午餐吃。当祖母剖开鱼腹时，发现了一枚钻石戒指，那可是他们家族中的女性代代相传的传家宝！这枚钻戒已丢失多年，现在终于回家了。祖母的惊讶之情，可想而知。

　　遗憾的是，共时性是否合理，并没有科学或客观的方法可以确定。虽说如此，最近也有研究者试着从科学的角度解释如何识别、了解、甚至控制日常生活中巧合事件的发生频率。伯纳德·贝特曼（Bernard Beitman）博士是巧合研究方面的顶级专家。他认为，共时性可以归因于大脑中海马体附近的"网格细胞"。从量子物理学到人类心理学，贝特曼研究了大量理论，以解释通常归因于运气、超自然事件或宗教的同步事件。通过个人经历、历史事件和其他事件，他记录了一些挑战概率的可能性并改变生活的事件。更有趣的是，他研究了个人在创造和旁观巧合事件中的作用，特别是当此人处于情感强烈期、需求期和过渡期时。

　　共时性和偶然性也可以反向运作，有意义的巧合事件可能会令人不快。如果你说"我要迟到了"或"我很不走运"，那么共时性规律就会对你不利。心理学家卡尔·荣格最初在1952年的文章《共时性：一个非因果联系的原则》（*Synchronicity: An Acausal Connecting Principle*）中使用了这个术语，描述不相干的人或事情之间的偶然事件。荣格使用的另一个术语是"集体无意识"（collective unconscious）。他认为，我们都被自己的无意识思维所连接，意识和物质是相连的。我们可能看起来不同，但都是由相同的物质组成的——一座山、一棵树、一个人，都是由同样的成分构成的。

无论称作"命运的转折"，还是"巧合"，这些事件都值得关注，就像加雷司的经历一样，需要在心理治疗过程中进行分析和反思。但是，共时性也是一个有趣的哲学思想。说到底，人与人之间的关系中最重要的是信任，信任是决定人际关系能否成功的一个主要因素（甚至可以说是最重要的因素）。信任是一个庞大的概念，其定义会随着学科的变化而改变。我相信，信任是人类求生欲的一种冲动，也是促使我们在生活中不断前进的动力。

* * *

紧接下来的一次治疗中，我问加雷司感觉如何。他告诉我，他现在什么都感觉不到，只是对现实和他人有一种疏离感。但他很清楚一点，那就是当他离开警察局回到酒店房间，凌晨3点给达芙妮在英国的父母打电话，告知他们的女儿在一场由他驾车的交通事故中丧生，那是他有生以来做过的最艰难的一件事。他无法知道达芙妮的父母会有什么样的反应。但无论如何预想那场艰难的对话，他都不可能想到真实的对话会以那样的情形收场。

"我被达芙妮母亲的反应吓呆了。"加雷司告诉我，"我不记得她的原话了，但我清楚地记得那种情绪。告诉她我是谁之后，她在震惊中哭着说：'加雷司，是我，玛丽亚！我们在一起的那一年，我怀上达芙妮后，你就离开了我。她是你的女儿！' ”

加雷司还清楚地记得第二天早上在酒店房间里醒来的感觉。有那么一瞬间，他觉得那天只不过是平常的一天，他是一名成功的律师，刚从国外出差回到英国，这个世界是一个令人兴奋的地方。但昨晚发生的事情马上又涌上心头，黑暗降临，笼罩他的是这样一种想法："我没有权利继续活下去！"

"我夺走了一个人的生命，她是我的女儿，我和她还发生了性关系。我只想杀了自己！"

说到这里，我们不得不中止谈话。刚才的回忆让加雷司难以承受，他木然呆坐，说不出话来。当面临极端情况时，如童年虐待、创伤或悲痛，身体和思维会自动切换到麻木模式，这就是我们所说的"冻结反应"（freezing response）的一种表现。如前所述，作为哺乳动物，我们有战斗或逃跑的能力，这是人类和动物的一种自动生化反应，使我们得以迅速产生足够的能量，在感受到威胁的情况下选择战斗或逃跑。这种自动反应驱使我们在危险时刻采取行动。但是，很少有人知道，冻结反应也是一种重要的生存机制（前面也提到过）。"吓得浑身僵硬"或"因恐惧而僵住"，这样的短语反映了哺乳动物的这一特征。比如，一头奔跑的鹿"在车前灯的突然照耀下僵住"，它做出的也是同一种反应。然而，这种出于保护的条件反射有时会让个体在实际创伤发生之后，仍然存在很长时间，甚至成为其某种生活方式。因此，像加雷司这样的来访者就是这样在情感上变得疏离，以一种"解离"或"去人格化"的方式生活着。30 年来，加雷司的情感就这样一直冻结着。

在下一次治疗中，加雷司想表达他对达芙妮的亲近感。治疗开始时，我问他是如何在身体上接近她的。

他告诉我，第一次见面时，他们之间就瞬间产生了一种吸引力。几个小时的车程后，他们决定休息一下，于是停在了一个停车场。他现在依然记得，他们一直看着对方的眼睛，最后她伸出手来触摸他的脸颊。

"我能感觉到她柔软的皮肤触碰着我的脸颊。"加雷司告诉我。他握着她的手，停留了一会儿，两人抱在了一起。

我问加雷司，那一刻他喜欢达芙妮什么。

"她的天生丽质！"他感叹道，"我仍记得她那双深棕色的眼睛，如何占据了我的灵魂，将我的心包裹起来。她皮肤白皙，身材修长轻盈，纤腰袅娜。她的性格活泼，声音甜美——这些都是我喜欢的。我俩挨着坐在车里，她凑过来，用眼神说：'相信我，不要动。'我呆住了。她闭上眼睛，深深地吻了我。"

之后，加雷司和达芙妮在车里发生了关系，加雷司说：

"那次接吻是我所经历过的最激烈、最深情的一次。但她是我的女儿，虽然我当时并不知道！我感到非常羞愧，只想结束这种痛苦和折磨。她甚至没有活下来，我再也没有机会为自己的所作所为说一声'对不起，求求你，求求你，原谅我！'。"

我很同情加雷司，这么多年来，他必须向全世界隐瞒自己与达芙妮之间的所有关系。这一定很痛苦，很艰难。

"这个世界上，没有一个人知道这件事的真实情况，你是第一个知道的人，"他告诉我。

\* \* \*

心理治疗中最有成效的方法就是鼓励来访者做自己。怎样的情况最可能让一个人感到安全、可靠和舒适呢？不管你问谁，答案都是：为对方提供一个接纳的环境。人类是寻求关系的动物。作为人类，我们需要归属感，需要被他人接受。鼓励来访者做自己，就是让他们接受自己的痛苦情绪。处理极端的甚至是可怕的情绪，这是非常困难的。然而，一个人如果能接受自己的情绪，他就可以更好地调节情绪，减少情绪波动，学会平衡情绪。人类可以通过一个复杂的系统来决定自己应该远离什么或接近什么，而情绪就是这个复杂系统的一部分。情绪也能帮助我们与其他人保持持久的关系。如果没有情感驱使，我们就会做出糟糕的决策。接受情绪十分有益，因为当我们听从情绪时，就可以获取重要的信息。

卡尔·罗杰斯是 20 世纪最有影响力的心理学思想家之一。他认为，为了促进真正的心理和情感治疗，心理治疗师必须与来访者建立一种特殊的移情关系，而这种关系要建立在治疗师无条件地接纳来访者的基础上，无论来访者说什么、做什么或感觉如何。这种无条件地接受对于疗效的成功与否至关重要。为了发掘真正的自我，心理治疗师必须帮助来访者，让他们完全不受评价、判断或批评的影响。只有通过提供一个安全和接纳的环境，让来访者能够自由地探索和学习接受真实的自我，心理治疗师才能促成真正持久的改变和实实在在的疗愈。我对来访者的无条件接纳，可以让他们感到足够安全，并最终披露自己内心的痛苦。我可以问他们需要问的问题，并有望得到诚实和有用的回答。

\* \* \*

我问加雷司，他的爱情生活在遇到达芙妮之前是什么样的。他告诉我，没遇到达芙妮之前，他总觉得自己的人生中缺了点儿什么，但具体是什么，他也不知道，他只觉得自己不属于任何人。我想很多人都能体会到那种感觉：我们在人间走走过场，看起来似乎做得不错；但只有我们自己知道，人生中还缺少点儿什么，虽然我们自己也常常无法准确说出那到底是什么。

"当她进入我的生活时，整个世界好像都停止了。这一次，一切都很完美。我像是找到了家，内心很平静。我终于知道世间最神奇的爱是怎样的了。"加雷司解释说，"但我现在才知道，那是我作为父亲对孩子的爱！"

\* \* \*

从加雷司对这段关系的描述中可以看出，他和达芙妮的潜意识中都希望拥有父女间的亲密、碰触和感情。这种自然的力量如此强大，在不知情和没有受到社会规范的约束下，他们允许自己的情感自由流动。成年后第一次见面的父母与子女之间（或兄弟姐妹之间）存在着性吸引，这是一个公认的现象，虽然罕见，但这是有可能存在的。毕竟，我们总会被和自己相似的人所吸引。

但是，即使是在"两相情愿"的遗传性性吸引（GSA,genetic sexual attraction）的情况下，将乱伦正常化也是一个极其复杂的概念，特别是当涉及一位年长的父母和一个年少的孩子，孩子可能会因不成熟而无法理解这种关系。遗传性性吸引是一种紊乱，指一个人会从其家人身上感受到强烈的性吸引力，无论是表兄妹、兄弟姐妹或同父异母的兄弟姐妹，还是父母甚至祖父母。

因周围没有其他人而选择与亲戚发生性关系，是几千年来人类历史的一部分。在加雷司的例子中，关键的一点是，他当时并不知道达芙妮是自己的女儿。因此，一个关键的问题出现了：这到底是乱伦，还是仅仅一次性接触而已？加雷司只是犯了一个真正的错误，那么他为什么不能原谅自己呢？或许更重要的是，他为什么觉得社会不会原谅他呢？类似的禁忌在我们身上是根深蒂固的。想象一下，如果你是加雷司，你会产生什么样的感觉？如果有人向我们暗示，若父母与孩子发生了性关系，那么他在所受的教育和习得的驱使下会做出惊恐的反应。

加雷司这样的复杂案例，我在学习阶段从未学过应该如何应对。我的许多来访者都经历过与加雷司一样强烈的创伤，他们很难形成健康的依恋关系。作为一名心理治疗师，赢得像加雷司这样的来访者的信任是非常困难的，因为对被遗弃的恐惧可能会影响这类来访者群体。

\* \* \*

之后，我每周继续与加雷司见面。在一次治疗中，他问我对他的病情有何看法，或者更具体地说，他问我，我认为他患的是什么病。我解释说，在我看来，他患的是复杂哀伤症，外加抑郁症和创伤应激。我告诉他，哀伤是生活中不可避免的一部分，而且，通常情况下，哀伤会自行解决。哀伤有可能永远不会完全消退，但它总在变化着，并跟日常生活融为一体。所以，哀伤的人可以继续自己的生活。

但是，如果哀伤没有通过这种相对直接的途径得到解决时，我们便称之为"复杂哀伤"（complicated/complex grief）。这类哀伤是由具有挑战性的、往往是暧昧的关系所导致，幸存者内心会有未解决的内疚、羞耻、愤怒和遗憾的感觉。这些感觉可能会发酵，有时会持续多年。作为心理治疗师，要成功越过复杂哀伤导致的混乱状况可能十分困难。实际上，由于处于复杂关系中的另一个人已经死亡，等待我们的挑战就是如何在方程式只有一端的情况下去作答。加雷司和达芙妮就是这样的一组"方程式"难题。

加雷司的经历围绕着多个创伤事件，所以他的心理创伤也是多层面的，必须一一加以解决。过去的 6 个月中，他从我们的治疗中已经获得了一些情绪上的稳定，为了不破坏这些成果，我们只能一次解决一个问题。加雷司在过去 30 年里一直在为失去女儿而感到悲痛，于是，我决定从加雷司因达芙妮的死而导致的长期哀伤入手。

与遗传性性吸引相关联的社会污名和耻辱感，使得加雷司自我剥夺了为女儿悲伤的能力；对于因女儿去世而感受到的内疚，他也无能为力。达芙妮死的时候，加雷司悲痛欲绝。但即使在她去世 30 年后，加雷司的许多悲痛症状依然没有改善：

他每天以泪洗面，极度焦虑、无助，内疚感更是根深蒂固，同时还有社交孤立的情况。这些症状似乎已经不再是简单的哀伤了，对加雷司来说，这些被压抑的情感已经变成了自我毁灭，并以愤怒的形式向外投射，或以自我憎恨的形式向内投射。认可加雷司的哀伤是有价值的，并给他提供一个安全的区域公开哀悼他的失去，将成为我们的主要治疗目标。

\* \* \*

治疗进行到第八个月了。在 6 月的某个星期五晚上，加雷司和我一起坐着，完整见证了伦敦突降的一场暴风雨。在将近一个小时的时间里，这座城市经历着一场扣人心弦的气象事件。我记得当时看到了灿烂的蓝色闪电，紧接着是巨大的雷鸣声。

在这次会面的过程中，加雷司坐立不安。他说，这种天气状况让他想起了达芙妮，因为事故发生的那个晚上也是雷鸣阵阵。巨大的声响在加雷司心中引发了愤怒和狂暴的情绪，并持续回荡。他解释说，在事故发生后，以及这么多年的精神治疗过程中，他总是不断做噩梦：梦中，他的周围是一片血腥的混乱，十分可怕。他还重复做着另一个梦，梦中的他向那辆车狂奔，想救达芙妮出来，接着他就会被吓醒，是哭着醒的，然后再也无法入睡。

我问他，是什么让他觉得自己是在重复做同一个梦。反复做梦是一种常见的现象，全球有 2/3 的人都有过这种经历。这些梦不一定总意味着你迷恋一些事或某个人，它们可能只象征着你的一些感受和忧虑而已。每次做的梦都不太可能完全一模一样，但反复出现在梦中的主题通常就是你脑海中某种尚未解决的问题。我问加雷司，他是否认为那些梦境是对他正在经历的事情的一种合理总结，他表示同意。一旦他脑子里的冲突通过心理治疗得到解决，反复出现的那些梦境应该就会结束。

加雷司的症状和重复的梦境是他内心冲突和恐惧的象征性表达。由于害怕爆发危险冲动，他已经学会关闭情绪，但某些情绪仍然会渗出。他的头脑完全被内在威胁所占据，使他无法集中精力，无法开心，也无法入睡。实际上，睡眠涉及某种内在的"释放"，如果他允许自己这样"释放"，那么他的暴力情绪可能会失控，就像它们在梦中失控那样。

现在是时候探索如何才能让他跟自己的悲痛和平相处了。于是，我问他对达芙妮已经去世的事实有何感受。

他告诉我："我感到迷茫，我真的不知道该如何工作和生活。"

"你能告诉我，她刚刚去世时，你的感受是怎样的吗？"

"我很害怕，充满内疚和愤怒，我不知道该如何面对。"

难道他是说，他现在的感受和 30 年前的感受一样吗？

"我想是的，"他向我确认，"这有什么问题吗？"

我向他解释说，哀伤是一个过程，分5个阶段：否认、愤怒、讨价还价、抑郁、接受。然而，我们也知道，哀伤的过程是复杂的、孤立的和持续的——它需要消耗情感能量，并在巨大的不公平中找到意义。这些都是在内心进行的，为外界所不知。

我继续说，为了能够应对哀伤，他需要度过哀伤的所有阶段，直到可以接受并对未来保持乐观为止。我们可能不会严格地按照先后顺序度过这5个阶段。通常情况是，我们会向前走几步，然后又向后退几步。这种倒退可能会重复发生，但重要的是，我们仍会继续尝试向前走。每个人对哀伤的体验和表达方式都是独特的，由我们与死者的关系、死者的死亡原因、我们曾经失去的经验以及所处的文化背景所决定的。适应重大失去的过程因人而异，差别很大，它往往取决于一个人的背景、信仰以及与所失去的人的关系。

哀伤的第一个阶段就是接受失去的真实性，体验悲伤带来的痛苦，努力适应没有死者的生活，并减少投入悲伤的情感能量，找到新的地方来安放这些情感能量，以便让自己继续前行。但是，尽管加雷司在理智上能够理解哀伤的过程，也能理解多年来他感知到的一系列情绪，他仍然无法面对女儿的死亡。有时，人们的悲伤会持续好几年，而且仍没找到些许暂时的缓解。我告诉加雷司，有时会有某个与失去相关的问题阻碍我们无法充分地表达哀伤，这可能是与死去的人有某种未完成的事情，也可能是我们相信生活中若没有某个人，自己就无法面对一切。

哀伤也可能会由于其他情况而变得复杂，最显著的就是患上抑郁症。一个人对死者的依赖程度也会导致哀伤的复杂化。与这次无解的失去纠缠在一起的，也可能是随后而至的、没有得到完全解决的其他失去，它们互相作用，使得这次失去的痛苦依然鲜活，甚至几十年后也还是如此。另一种情况是，有时我们希望得到宽恕，但因为感到太压抑和愤怒而不敢要求得到宽恕。这种因愤怒而抗拒宽恕的情况在心理治疗中并不少见。即使愤怒、内疚或恐惧被公认是一种心理问题，来访者也会感到无助或无法真正放下那种情绪。

"那我如何才能放下呢？"这是我在心理咨询室里最常听到的问题之一。这其实是一个积极的时刻，因为发问的人现在意识到了问题，并且正在寻找解决问题的方法。这种时刻是我们了解人的惰性心理过程的一个绝佳开端，这个过程的重点就是放下内疚、愤怒和恐惧。这类情绪就像固定消极信念的"胶水"，使得阻碍幸福与平静的那些认知情绪模式得以保留。我认为，心理治疗是一个认知情绪的过程，而宽恕是其核心问题和技巧。无论你内在的成长停留在什么阶段，只要能够做到宽恕，消极的想法就会被积极的想法所取代。而做到了这简单的一点，就会让我们更好地活着。

我问加雷司："你认为是什么问题阻碍了你在达芙妮死后继续生活？"

加雷司说："我想，对我来说，是取得她的原谅。"我告诉他："原谅是指自己接受一件事已经得到了解决，你不需要再背负这个负担。这是悲伤过程中的一个关键环节：放下以前的事情，继续自己的生活。"

加雷司想知道他如何才能原谅自己。

我告诉他，一个不错的开端就是给已故的达芙妮写一封信，讲述他们之间的关系以及他自己的感受。通过这种安全的方式，他可以表达自己最初的悲痛。由于悲伤的过程不是线性的，在这个过程中会产生大量的情绪波动，比如震惊、不相信、困惑、悲伤、内疚、愤怒、疲倦等。如果不把这些强烈情绪表达出来，我们的身体可能会出现不适。写信往往可以激发强烈的悲伤和难过的情绪，人们在写信时很可能会哭出来。对一些人来说，这非常有帮助，因为他们能够更好地处理自己的痛苦（而不是回避、愤怒或强迫自己忘记痛苦），然后变得平静。

"不要对你写的东西做自我审查，"我告诉加雷司，"用强有力的语言，说出你要对她说的一切。最重要的是，下一次治疗时，你可以把这封信带来，大声读出来，让我们一起讨论。"

\* \* \*

写这种信并不是为了寄给写信的对象（即使他们还活着），而是为了帮助来访者消化心中积存的强烈情绪，如愤怒或抑郁。治疗性信件的目的是通过延续已经在治疗过程中开始的意义创造，将治疗工作拓宽到咨询室之外。这种信件以一种可能在治疗过程中难以做到的方式，帮助来访者识别和疏导某种困难情绪。这种方式可以让来访者拥有一种安全的媒介来表达自己的为难情绪，最终得到释放和自由。写信的过程本身就是合作的过程，来访者能够按照自己的节奏来，同时也能促进来访者的赋权和康复。

\* \* \*

我知道这个过程能够帮助加雷司，能让他说出他想对女儿说的那些从未说出口的话。当写信的时候，他有一种感知，感觉自己正在告诉女儿他的感受。他把这封信带到了我们下一次的会面。通过这封信，他不仅开始表达自己对她的感情，而且开始请求女儿的宽恕。接下来的几次治疗，我们都用来充分探索这封信，其中有一次特别令人感慨。

那天，加雷司告诉我，这种写作练习帮他释放了被他封锁在内心良久的情感，这些情感以前被"困住了"。写信是一个简单的过程，能够将一些情感从我们的胸口上释放出来。这就是一种宣泄。

加雷司的情感已经从内心约束转变成了外在表达，即使达芙妮无法在现场接受这些情感流露。写信练习帮他重申了对女儿的爱，也让他开始原谅自己在不知情的情况下与女儿发生关系这件事。当加雷司大声读出这封信时，他的脸色凝重而阴沉。他皱着眉头，坐在椅子上，双臂紧紧地交叉着，仿佛失去女儿的痛苦压得他无法坐直。对他来说，达芙妮仿佛是在昨天刚刚去世一般。下面是这封信的摘录：

> 我真的对自己所做的事情感到悔恨。我不仅对之前遗弃你感到悔恨，现在的我也意识到，我们在德国相遇时发生的情感和性接触是令人难以启齿的。我知道你没有机会发现我就是你的亲生父亲，你在不知情的情况下就走了。我不确定自己是否能弥补对你所做的一切，但请你相信我，所有的一切每天都在困扰、折磨着我。我并不完美，我也不会假装完美，我只知道，如果有机会让这一切重来，我会紧紧拥抱着你，而不是伤害你。
>
> 如果我可以重温在德国的那些时刻，如果我知道你是我的孩子，我肯定会走开，永远不会触碰你。我的不当行

为给我的余生带来了巨大的痛苦和折磨，为此我会承担全部的责任。承担责任也不会让我有丝毫解脱，我真的为自己的行为感到羞耻。当时，我看到你，我仿佛看到了一道光，让我无法忽视。你是那么的闪亮，我想尽可能地接近你、了解你、和你在一起。从听到你的声音的那一刻起，我就知道你是一个特别的人。我们在车里聊了好几个小时，分享了彼此最隐秘的秘密。在我们相遇的短暂时光里，我们大笑、嬉戏，接着又大笑。所有这些正是我想要的，但我不知道你是我的孩子。

想到我对你所做的事情，我有时觉得自己很邪恶，有时又觉得地狱对我来说也太过美好了，但有时又希望自己下地狱，因为烈火之痛会不断提醒我每天的生活状态。我非常抱歉，我真希望能让时光倒流，但事实是我不能。在内心深处，我告诉自己，我要把你当作我的孩子来爱。我的这些话是为了乞求你的宽恕。我爱你，我想你。我非常抱歉，我从来没有把你抱在怀里，也没有凝视过你的眼睛，没有轻抚过你的头发，也没有吻过你的脸颊。我爱你，达芙妮，我希望当时的情况能有所不同。我发誓，我一定会再见到你。那时，你可以叫我一声"爸爸"。

加雷司继续接受着心理治疗，失去达芙妮的痛苦这时已经成为一个让他更容易忍受的过程。加雷司继续感受着激励，我们的目标已经达成，他的抑郁症减轻了，学会了面对失去达芙妮带来的悲伤。他的精力、意志力和爱好增多了，自我批评减少了，自杀的想法已经消失了。

与典型的悲伤相比，加雷司的复杂哀伤更难根除，情绪也更强烈，而且停留在急性哀伤水平的时间也更长。这种哀伤往往发生在一个人面对特别难以面对的丧失之后，它考验的是一个人的情感和社会资源，并且哀伤者与被哀悼的人之间有着很深厚的情感。时间的流逝似乎是治愈哀伤的唯一良药，但时间并没有帮到加雷司，在达芙妮惨死后的几年里，他几乎被悲伤吞噬。

诚然，我们没有办法去填补亲人的缺席，但我们最终必须接受他们已经去世的事实。虽然接受了这一事实，但每当我们想起他们，仍希望他们在自己身边时，我们中的许多人依然会体会到痛苦、愤怒、渴望、孤独等情绪。

第三章

# 海伦的故事
## 遭遇至亲自杀的治疗

一天早晨，我当天的第一位来访者海伦已经迟了好几分钟。她刚刚打电话给前台，说自己堵在路上了。来访者是否有守时的习惯，也能说明一些问题：有的来访者特别注意准时到场，这样的决定是他们有意做出的，避免坐在等候室等待，哪怕只是等一小会儿；有的来访者会迟到，这也传递了一个信息：他们显然并不愿意做这个咨询。我们的治疗接触始于来访者浏览治疗师的网站，并在通过电话或电子邮件预约时继续进行，但直到进了等候室才得以巩固——因为在那里，一切都变得真实了。

　　当然，心理治疗可以在各种环境下进行：医院、学校、大学或者心理治疗师的家里。如果来访者到达时，他处于亢奋、激动的状态，注意力只集中在能否与心理治疗师进行交谈上，他就未必会关注到治疗师对咨询室的装潢或对等候室的细节设计之处。然而，环境的整体氛围至关重要，这或许能帮助来访者感到放松。现有研究表明，治愈系的环境有可能影响来访者的心理和生理幸福感。这项研究不仅适用于心理治疗师的房间，也适用于来访者等候室，它是一种整体的体验。

由于对来访者来说，心理治疗可能是一个复杂的过程，他们会根据自身的理解来评价一段治疗体验。这种理解，至少在开始阶段，是从空间是否温馨，以及接待员是否亲切开始的。我们都知道那种感觉：当你焦虑不安地到达一个地方，在受到对方真诚的欢迎之后，便会放松下来。如果情况相反，你也知道那种感觉多么令人反感。来访者在等候室的感受为治疗体验定下了基调。

一进入等候室，我们立即会感知房间的布置、声音和气味。最好的空间环境（如舒适的沙发，几本杂志，也许还有水和咖啡）会为疲惫和焦虑的人提供一个喘息的机会。坐在等候室里的经历可以是多个层面的：孤立、沮丧、无聊，也可能令人平静。对某些人来说，甚至会让他产生一种期待的感觉。

等候室的"等候"二字暗含着一种被动甚至是无助的状态，利用等候室这一空间来满足个人需要是完全可以的。有时，我们需要先翻本过期杂志，打个瞌睡，或刷刷社交平台，让精神小憩一下，再去应对与心理治疗师会面这样极其消耗精力的事情。

尽管来访者每周在等候室度过的时间很短，但他们往往会在那里和治疗师形成某种关系，这种关系可能需要很长的时间来发展。有固定预约时间的来访者也有可能在几年之内，每周都会看到排在他前面的同一个人从咨询室走出来。于是两人之间似乎存有一种理解，一种熟悉感。有时，点点头或是一个微笑，都有助于缓解我们无法回避的压力。

\* \* \*

当海伦这个 20 多岁的女人，终于在那个星期五的早晨走进我的诊所时，我的第一印象是，她完全符合她在我们之前通信中的自我描述。在一次私人的电子邮件交流中，她解释了自己目前的情况，以及进行心理治疗的原因。海伦似乎很沮丧，自尊感很低。

她脸色苍白，腰板也有点儿弯曲，整个人显得没有活力，不善言辞。她之前在网上找到我，然后直接打电话给我的秘书预约见面。现在，虽然她迟到了，但她毕竟来了。

走进一个陌生人的办公室，谈论自己的想法和感受，这是需要勇气的。为了让来访者在第一次会面时更加放松，我会主动提出先与他们通过电话或邮件交谈，对海伦就是这样。在邮件中，她提到了自己的低自尊和无价值感，以及对未来的悲观。她告诉我："我看不到一丁点儿希望。"

海伦说，她第一次患上抑郁症是在她十几岁的时候，此后又多次复发。目前，她正在服用全科医生开的抗抑郁药物，但从未接受过任何心理治疗。她告诉我，药物治疗对她很有帮助，但她不想一辈子都依赖药物，所以决定来找我，试着解决自己的心理问题。

海伦还在邮件中解释，她的童年极具创伤，但她没有进一步详细说明。她提到，她童年的所有一切都与痛苦相关。她和父亲生活在一起，父亲是一名退休教师，母亲已经去世。在她的记忆中，母亲是一个快乐开朗的人。

\* \* \*

像所有的初次见面一样，那天早晨为以后的治疗定下了基调。在第一次面诊中会发生很多事情：我见到了来访者，倾听他的故事，根据已有的信息进行评估。如果他们想继续治疗的话，我们会就未来的治疗方案进行协商。当然，第一次会面的性质和形式因人而异，它也会随着来访者的文化背景、宗教信仰和年龄等因素进行调整。

多年来，我接待过来很多来自不同文化背景的来访者，越发意识到不同文化对治疗过程的影响。文化影响着我们与他人之间互动方式的期待，影响着我们如何理解健康和治愈。一个简单的例子就是，人们在生病时以何种方式寻求治疗。基于文化背景，一些人会寻求医院专家的帮助，而有些人则可能选择其他方式，如顺势疗法、禁食或针灸等。

我认可文化背景在人们的生活中所起的作用，但是，即使有些来访者的身份确实在某些方面存在相似性，我也从不认为他们的生活经历和叙事手法是相同的。在任何一种文化中，每个人都享有自己的位置，包括种族、其他社会层面，如家庭文化、学术文化、工作场所文化、性别文化、宗教文化等。来访者受到的精神和宗教影响也很重要。在治疗过程中，所有这些信息都是一个大背景，必要时可以加以利用。

第一次会面时，我通常会向来访者解释心理治疗的意义，告诉他们："治疗是一个成长的机会，能够让你更加深入地了解自己。根据我的经验，我相信，虽然你的痛苦可能源于你的过去，但治愈只会发生在当下。我们会审视你的过去，以便了解你当下的问题，最重要的是，我们也会专注于此时此地。我们不会深入研究某个问题，而是要审视那些让你陷入困境的局限性思维。我们寻找的是你的优势、资源和可选择的解决方案。"

于是，每一次治疗，我们都会从一个故事开始，寻找来访者来心理咨询室的原因。这为我们打开了一扇窗，让我们看到丰富的自传性记忆和叙述，而这些记忆和叙述将成为治疗过程中的重点与坐标。

* * *

我请海伦更多地讲讲她自己的故事，尤其是她母亲离世的情况。既然她已在邮件中提及，我就想更多地了解和这个早期创伤有关的情况。

海伦告诉我，她出生在布莱顿，她和家人一直生活在那里。她最早的一次创伤发生在 6 岁。那是一个晴朗的周日下午，她和母亲一起去布莱顿海滩。你可以想象当时的情景：湛蓝的天空，万里无云，海鸥咕咕叫着，孩子在沙滩上玩耍。一个小女孩在母亲身边欢呼雀跃，也许因为急切地想去海滩而跑在前面……

她跑到海边，把脚趾淹没在小沙窝里。母亲坐在远处的石头上看着她。她向母亲挥挥手，然后再向她跑过去，母亲接着给她一个大大的拥抱……如此反复，海伦乐此不疲。那是母女共度温馨时光的美好回忆。

"我原本的想法是，妈妈会一直坐在那里，等着我跑过去。"海伦说。她的声音已经失去了诉说快乐回忆时的热情。"但是那片海滩却是她抛弃我的地方。有一天，当我在海边玩耍时，她把我一个人丢在了沙滩上，直到最后父亲来接我，而我却不知道自己已经在那里坐了多久。"

＊ ＊ ＊

当时，海伦的父亲为母亲的离开提供了一个理由，海伦也完全接受了那个解释，然后跟他一起回家了。

"我当时并不害怕，"她说，"我很高兴能和父亲一起离开。作为一个天真的孩童，我没有理由去怀疑他，我根本想不到母亲会无缘无故地离开我。"

一位母亲抛弃了自己本应该保护的孩子，把孩子留在公共场所，就那么走了，她似乎并不关心那个脆弱的小生命会发生什么——这让人难以理解和接受。

"那你是什么时候意识到母亲已经抛弃了你，而且再也不会回来了？"我不得不发问了。

海伦说，她不太记得自己何时才清楚地意识到母亲不会再回来了，更重要的是，她渐渐觉察到情况有点儿变化了。因为那天之后，没人再提及母亲，这让她觉得很奇怪。我想，这对一个孩子来说，一定是一件非常难以理解的事情。母亲一直是海伦生活的支柱，但现在甚至没有人提起她了。那天，海伦和父亲一起从海滩回家之后，突然之间，她的母亲好像就根本就不存在了，留下的只是一个模糊的故事：父亲说，海伦的母亲跟她的叔叔一起去生活了，而且她的身体也不太好。

海伦和母亲曾经经常一起散步，去探索海滩和附近的村庄，所以从那时起，海伦所到之处都会让她想起母亲。每当她走到某个地方，回想过去，再看看现在，就会感到很痛苦。但随后的几年里，所有人对母亲的失踪都完全保持沉默。当海伦鼓足勇气提到时，他们就会转移话题。

几年后，海伦 12 岁时，父亲终于决定告诉她关于母亲的真相。那是圣诞节放假前，一个星期五的下午，她刚放学回到家。

说到这里，海伦哭了起来。显然，谈论这件事情对她来说很困难。我告诉她，慢慢来，不用急。

终于，她接着诉说。从她的声音中，我听出了痛苦。

"我记得那是非常普通、黯淡的一天。我坐在父亲的旁边，我们并排坐着。他说话的声音安静、低沉。当时我坐立不安——他以如此严肃的方式对我说话，让我感到紧张。他在酝酿着，想说些什么，但我没有完全听进去，直到他最后说出这几句话：'海伦，你妈妈已经死了，她再也不会回来了。在你六岁时，她把你遗弃在海滩上，之后就自杀了。'"

我问海伦，她当时有什么反应，感受如何。她表示，她无法相信这是真的。

"一直以来，他们都告诉我，妈妈虽离开了我们，但她在伯明翰，和她的叔叔住在一起。她身体不太好。他们时不时承诺我，妈妈终究会回家的……所以，当父亲告诉我母亲已经去世时，我反而哈哈大笑了起来。

"然后像安慰婴儿一样，父亲开始用手掌心摩挲着我的后背——那是一种安抚行为。他又说，妈妈在把我遗弃在海滩的当天就自杀了。她回到家后，在餐厅上吊自杀了。当时我父亲正在车库里洗车。他发现她的尸体后，报了警，警察把她拉走了。我记得，父亲说这话时，眼神呆滞，嘴角下垂，眉头紧蹙。好像乌云从太阳上飘过一样，阴影掠过他的脸庞。我记得，当时我脸上还挂着一丝笑，但我的内心已经被吓呆了。再然后，我们俩都抽泣了起来。"

我问海伦，她还记得什么。

"我记得父亲发出了一声长长的、痛苦的哀叹，这个声音至今仍困扰着我，它时不时会在我内心响起，穿透我的身体。我进了卫生间，吞下了一把止痛药，然后回到卧室，躺在那里，抬头看着窗外。我的心突突狂跳。我告诉自己，这一定就是死亡的感觉，疼痛会消失的，一切都会结束的，这就是最好的结果。之后父亲走进来，满脸关切，看看我是否还好。最后，我昏了过去。第二天醒来的时候，头疼得厉害。"

海伦的反应并不令人惊讶，想象一下，当你12岁听到这样的事情，会给你造成多大的创伤。尤其是当你一直以为母亲只是在其他地方生活，在这个国家的另一个城市活着而已。

那天早上，海伦决定去死，她撑不下去了。她再次进入卫生间，想服用更多的药片自杀。但父亲早料想到她会这样做，已经把止痛药片拿走了。

＊　＊　＊

与来访者的第一次会面即将结束时，我常常会试问他们体验如何，与我交谈的感觉怎样。于是，我问海伦："你说过，谈论自己的感受和母亲的死亡非常困难，但今天在这里，你和我谈了很多你的感受。那么，你对此感觉如何？"

建立联系的这种反思将为接下来的治疗奠定基调。海伦说，她发现面对我时，她很容易说出口，她感到很安全。这样的回应令人欣慰。我问她，在此次会面结束前，她还有没有什么想说的。

她看起来若有所思，片刻之后，她接着说："最奇怪的一点是，母亲是一个外向的人，她很自信，而且乐于助人，很快就能交到朋友。她曾是名教师，与同事也经常来往。我就是不明白，她为什么会自杀。"

从孩子的视角来看，性格外向和自杀可能很难合理化地并列存在。她眼中的母亲是自信的、外向的、快乐的，但现在她却不得不面对一个残酷的事实，那就是，她的母亲一定是一个非常不快乐的女人，而作为这个女人的孩子，她自身的重要性并不足以阻止母亲自杀。

与海伦的这次会面让我想起了以前看过的那些从自杀中幸存下来的来访者。自杀的想法有时可能完美地伪装在大大的、勇敢的笑容之下，藏在漂亮、出彩的说笑打趣之中，或是闪亮的防御机制之下。求死的人不一定总是那些内向害羞的人，他们遭受的痛苦和创伤在外人看来也未必很明显。

我们可以从媒体报道的那些自杀的案例中清楚地看到这一点。媒体总想寻求一个"理由"，试图从自我终止这种不合逻辑的行为中找到一些逻辑。当涉及名人的自杀案时，这种情况尤为常见。一个取得了巨大世俗成功的人居然会痛苦，这种想法似乎很不合理。当听到喜剧巨星罗宾·威廉姆斯这样的名人自杀时，我们都有一个疑问，那就是，为什么一个已经拥有了所有人都想拥有的名与利的人，会选择结束自己的生命？

这种"寻找原因"的游戏，其危险之处在于，我们最终推出的结论是，自杀的人要么很自私，要么很懦弱。这两种原因是我在媒体和个体身上经常听到的对他人自杀的解释。说回海伦的母亲，她似乎没有遭受过灾难性的婚姻，也不是一个无可救药的吸毒者。根据我的经验，大多数自杀的人除了抑郁症之外，往往并没有什么"理由"。而抑郁症这个在如此多的悲剧中位于核心地位的可怕疾病，就构成了充分的理由。我们每个人都是有缺陷的大脑的"囚徒"，很容易陷入海伦的母亲以及罗宾·威廉姆斯等名人所经历的那种恐怖的脆弱之中。

那种"只要获得了更多的爱、金钱与成功，生活就能不知不觉地变得更好、更快乐"的观点，只是一种被夸大的乐观的看法。我并不否认金钱、爱与成功的重要性，相反，我希望所有人都认识到，生活中还有比金钱、成功、爱更重要的东西。在我们的文化中，许多人将爱理想化，把它看作是解决生活中各种问题的一剂灵丹妙药。其实，正因为将爱理想化，我们才会高估爱。于是，我们在与他人的关系中，常常为此付出代价。当这种情况发生时，我们更有可能忽视最根本的价值观，如尊重、谦逊和对自己关心的人所做的承诺。毕竟，如果爱能解决一切问题，我们为什么还要为生活中的其他"东西"而烦恼呢？

爱是一个强有力的词语，或许是英语语言中最有力量和情感色彩的单词。但是，如何定义爱，却存在着巨大的混乱。或许，正是因为爱的范围之大和力量之强，我们才会对它的定义捉摸不透。当我们谈论爱时，我们指的是一些具体的东西，一些对我们自己来说独一无二的东西。但问题在于，爱对他人来说，可能并不意味着同样的东西。

对我个人来说，爱指的是在我与他人之间的关系中存在着一种空间，让我得以完全做自己。这个自我可能有时是强大的，有时是温暖的，有时是破碎的，有时是自私的，有时是慷慨的。与此同时，爱使得另一个人的完整自我成为我的完整自我的一部分。对于找我咨询的那些情感受伤者来说，他们需要时间来代谢这些伤害，以便创造出内在空间，使自我重新变得完整。当年我作为一个来访者时，我就知道个体对心理治疗师的依恋形式是多种多样的。

在疗程开始时，我像需要重力一样需要治疗师帮助我保持方向感。当时，我不关心治疗师会怎么想我，他自始至终都表现出对我的理解，这就足够了。当我在他的办公室将混乱的情绪倾泻而出时，他并没有退缩。随着时间的推移，他的真诚、耐心、仁慈，还有始终如一的爱，帮助我重新变得完整。

我们生活在一个对爱的美好和感动有着高度敏感的文化中。我们知道爱的高贵，并在电影、歌曲、童话故事和宗教活动中庆祝爱的狂喜。了解爱被认为是人类最基础和最根本的需求之一。

我在这里讨论的是最广泛意义上的纯洁之爱，这种爱超越了对某个特定之人的情感，涵盖了我们对宠物、家庭、大自然、众生、思想、书籍、艺术作品的爱。浪漫的爱情来得快，消失得也快，有时甚至是不健康、令人上瘾或痛苦不堪的。与这种变幻无常的爱情相比，纯洁之爱才会丰富我们的人生。正如斯科特·佩克在《少有人走的路》（*The Road Less Traveled*）一书中所说："爱总是需要勇气，且冒着风险。"

我相信大多数心理治疗师都会同意这种看法——心理治疗，特别是长期治疗，处处与爱相关。但这并不是说治疗的明确目标是帮助来访者体验更多或更好的爱（尽管这往往是事实），相反，我们指的是，我们可以让来访者和治疗师在心理治疗关系中体验到爱，它也是心理治疗过程的一部分。

来访者在痛苦时找我们，往往是由于自己感到不被爱或被拒绝，于是，他们渴望重新认识自己，让自己有能力去爱与被爱。因此，我们对来访者的爱是基于对另一个人的悲悯与关怀，是对人性的弱点、复杂性和内在力量的一种感化人心的认可，从而帮助来访者应对人生的无常。

* * *

接下来的一周，海伦过来进行了第二次治疗。一开始，她就解释说，在我们第一次谈话之后，她想把卧室重新装修一下，刷成更明亮的颜色，或许是黄色。她想让我知道，她对治疗的过程感到积极乐观，她想对令人感到压抑的居家环境进行改变。

我为她感到高兴。我告诉她，这是一个人生新阶段的标志，表明她精神饱满、积极向上。但我也想和她继续探讨，她在 12 岁时突然发现母亲去世后的感受。在特别敏感的年龄经历了母亲的死亡，这对她到底造成了什么影响。

＊　＊　＊

青少年的悲伤情绪可能受到很多因素的影响，它取决于具体个体的认知和情感成长，包括但不限于他们与已逝之人的独特关系以及对方的死亡方式。由于青少年的身体正发生着快速地成长与变化，所以他们对死亡的反应可能会非常强烈。青少年表达悲伤的方式可能与儿童或成人非常不同，而且他们往往无法完全理解亲人死亡带来的持久后果。与成年人相比，青少年对丧亲之痛产生的强烈情绪，持续时间可能会稍短一些，其间也会穿插正常的生活。

有时，否认对青少年来说是一种有用的应对机制，因为否认偶尔可以充当一个过滤器，每次只允许少量的信息渗入。但治疗过程中的一个重要组成部分就是纪念，对于今天大多数12岁的孩子来说，创伤顶多就是一张糟糕的自拍，所以在人生的这个阶段，海伦所经历的创伤是无法衡量的。

只是提及死者的名字——这可以充当允许儿童和青少年分享他们对逝者的想法、感受和问题的一个重要方式，他们需要有一种被允许的、对他们来说有意义的方式来纪念逝者。鼓励儿童或青少年表达和谈论他们的感受是非常重要的，他们可以通过分享对已故之人的感受和回忆来做到这点。

在如何超越哀伤方面，心理治疗师起到了榜样的作用。儿童和青少年会复制生活中成年人的应对技巧。然而，在复杂的哀伤案例中（如海伦母亲的自杀），则会让当事人产生更大的混乱感，因为至亲的死亡伴随着社会耻辱和羞耻感，这会让他们产生尴尬之感，这种尴尬之感又会以自我憎恨的形式投射到他们的内心。这些年轻人往往感到孤独、被孤立，而且无法正常表达悲伤。

如果对亲人的悲伤情绪因未得到释放而进一步复杂化，儿童和青少年往往会感到内疚、恐惧、被抛弃或抑郁。复杂哀伤有 8 个指示性的症状：渴望和寻找逝者，对逝者的极度思念，对未来的无目的和无用感，麻木和疏离他人，难以接受死亡，失去安全感和掌控感，愤怒，对死亡感到痛苦。

\* \* \*

"多年来，我一直在假装我从来没有过妈妈。"海伦告诉我，"我从不谈起她，也不承认我想念她，我只是偷偷地哭。"

有时，失去至亲的年轻人可能会参与危险的行为，以试图处理自己的悲伤情绪。海伦说，她在 16 岁时，曾因饮酒和吸食大麻被捕。她还与几乎是自己年龄两倍的男人发生过性关系。她对母亲的自杀感到愤怒和受伤，并将自己的情绪淹没在酒精和毒品中。

海伦告诉我："多年来，我一直在抑郁、焦虑、悲伤、内疾中挣扎着。就像十几岁时那样，我整夜狂欢，并告诉自己，我只是在找乐子。我试图用所有错误的方式让自己获得解脱。"

她后来变成了一个抑郁、焦虑、缺乏自信的成年人，但遭到母亲的遗弃只是她离奇人生故事中的一小部分。

"妈妈离开后，最糟糕的是我变得非常情绪化，完全不受控制，"海伦说道，"前一分钟我还是积极的，但下一分钟就会非常消极；前一分钟我还在微笑，但下一分钟我就得努力忍住眼泪，因为我看到、听到或闻到的东西都会让我想起妈妈。我觉得，关于她的自杀，最糟糕的事情不是她死了——每个人最终都会死，而是她自杀后留下的耻辱和责备，不断困扰着我们这些仍然活着的人，就像她的死一直困扰着我和父亲一样。我相信，在减少精神疾病给一个人造成的羞耻感上，今天的社会已经有了很大的进步，但对于亲人自杀造成的羞耻感却仍然存在。"

不幸的是，正如海伦所指出的，当你所爱之人死于自杀时，这确实会给你带来很大的羞耻感。生活在同一社区的人听到谣言后，也会进行各种猜测，他们不仅会评判逝者，还对逝者的亲人进行评判。

"那你父亲是如何应对的？在他告诉你母亲自杀的消息后，你和他的关系如何？"我问道。

"他充分利用了妈妈的失踪和死亡，并将其作为做或不做任何事情的借口。"海伦告诉我，"他不是一个坏人，但在妈妈死后，他开始酗酒，他成了一个酒鬼。他不是一个有施暴倾向的酒鬼，也不是一个有虐待倾向的酒鬼，他只是把自己灌醉。这毁掉了他的人生，也毁掉了我的人生！"

当然，这也影响了他们的父女关系。

海伦继续解释说，她总觉得与父亲的关系相当疏远，因为他们之间从来不多说话。她不敢和他说话，因为她不想在他面前为了母亲的缺席而发怒。她觉得父亲不够坚强，因为他无法应对这个问题。

这是个有意思的想法。我们中有多少人觉得自己可能是压倒骆驼的最后那根稻草，从而抑制了自己的需求？海伦告诉我，父亲从来没有尝试过与她交谈，也从来没有问过她如何看待承担起母亲原本在家中的一些角色。海伦自从母亲去世后就开始为父亲做晚餐，并承担了家里的其他家务，两人之间从没有就此进行过沟通。

据海伦说，这导致了父女情感上的疏离——父亲似乎总是避免表达自己的感受。

\* \* \*

有些自杀者生前可能患有可识别的精神问题，如临床抑郁症等；但有些自杀者却没有明显的精神障碍。有些自杀者生前会对别人说，他想要自杀或计划自杀，或给出其他暗示；但有些自杀者却不会这么做。自杀的决定可能是一个人在其自杀行为前的几个小时、几分钟或几秒钟做出的。当一个人非常突然地、在毫无预警的情况下自杀时，其他人根本预想不到，也毫无准备。他们身边的亲人有可能根本不知道他们内心的挣扎。通常情况下，自杀者的亲友在毫无防范的情况下，就会措手不及。

就像每一个人都是不同的，每一个自杀者也不尽相同。许多自杀行为是由于深度抑郁、愤怒、绝望、无望或恐慌的情绪引发的。然而，尽管相当一部分的自杀企图是突然冲动的结果，但并不是所有的自杀行为都是冲动性的。某些特定行为可能预示着自杀的潜在风险：如对家人和朋友进行异常或突然的拜访或打电话；与他人告别，仿佛不会再见到他们；感到无价值和自我憎恨；试图获取枪支、药物或其他可用于自杀的物品。根据我的经验，表现出这些迹象的来访者往往在表达自己的痛苦，希望从身边人那里得到回应。这些危险信号非常有用，不应该被忽视。

海伦认为，父亲当年对母亲的挣扎并不知情。

亲人的死亡总是令人难以接受与应对，我们早晚都会明白这个道理。我们的反应会受到逝者具体死因的影响，尤其当对方是突然死亡或意外死亡时。我们的反应也会受到我们与逝者之间关系的影响。正如海伦所经历的那样，自杀造成的丧失感可能是一个人最难承受的丧失感之一。母亲的自杀，给海伦和她父亲等生者留下了许多未解之谜——拼图中的重要的碎片丢失了，生者无法理解逝者为什么要那样做，这可能是自杀者给其亲人造成的最不能承受之痛的一部分。

于是，生者迫切需要创造出一个理由，这个理由可以解释他们所爱之人为什么自杀。生者将成为"私家侦探"，不遗余力地研究电话账单和所爱之人的种种行为，并努力与与逝者生前有联系的人沟通，但最终往往没有什么结果。

海伦的母亲在她出生时就开始写日记，于是海伦便在这些日记中寻找线索，试图通过这些记录了解母亲，更好地了解她们之间的母女之情。有一段时间，她收集了每一张能找到的母亲的照片，并仔细观察她的眼睛，想寻找蛛丝马迹的悲伤。想象一下，这种在老照片中寻找答案的做法，多么折磨人啊！但对于一个被留下这么多未解之谜的年轻人来说，她很难遏制住自己的冲动。

随着年龄的增长，海伦还试图通过其他方式寻找答案：她去见了通灵师，还找到了母亲去世那天的警方简报。但每一个答案都带来了更多的未解之谜，似乎没有什么能让她更加接近对母亲行为的理解。

事实是，对于一个未知的问题，我们无法找到一个令人满意的答案。生者不断重现发生在逝者自杀之前的事情，这种种"如果和假设"也不断困扰着他们。他们生活在"如果""本应该"和"本可以"之中，形成了种种焦虑和愧疚。我问海伦，这些话听起来是不是很熟悉，她立即表示认同。

当海伦哭起来时，我们暂停了治疗。我可以看出她的恐慌——她呼吸急促，十分焦虑。她告诉我，她的脖子很疼。身体的疼痛似乎与她所表达的想法有关系。当她谈到童年时，身体经常会出现疼痛感。

我建议放慢节奏。海伦叹了一口气。

\* \* \*

在治疗中，叹气或深呼吸往往意味着释放。通过让海伦慢下来，我鼓励她放松，让她的神经系统放松并释放紧张情绪。治疗中会发生各种各样的事情，我告诉海伦，她一次只需要思考一件事，一次只需要处理经历中的一个片段，然后再继续其他事情。

我们在治疗中获得的信息越多，就越发感到不知所措。我想帮助海伦进行自我调节，让她摆脱在谈论自己过去的创伤时，已经习惯的恐惧和焦虑状态。

在这个过程中，我们试着调动她的神经系统周边，连同思想和记忆（这也被称为"正念"）。研究证明，通过利用大脑中的神经路径，正念可以使得我们的神经系统获得平静。这些神经路径使用得越多，我们的内心就会越强大。

利用正念，我们能够留意，当出现焦虑时身体会发生什么变化。同时，我们也能通过一些正念技巧，帮助来访者向自己的神经系统发出"安全信号"。来访者报告说，通过正念练习，他们能够放慢对刺激的反应，控制身体的恐惧反应（战斗或逃跑）。随着时间的推移，他们对不适的容忍度也提高了。

正念练习的作用，是改变你的消极思维模式。正念能够让你看到消极思维的本质——它们无非是一些毫无意义的、来去匆匆的想法而已。这种解释的转变降低了触发消极想法的可能性。

为了更好地理解这种方法，我们来举个例子。将各种想法想象成一部电影的配乐，然后再想象两个相同的场景：一对男女在深夜开着车。一个场景正播放着欢快的音乐，也许是为了暗示一场浪漫的邂逅。作为观众，我们可能会猜到这对男女在驶达目的地时将展开一段激情似火的爱情。现在想象一下另一个同样的场景，这次的配乐让人感到危险、不祥、沮丧。现在，作为观众，我们会预感到这对男女将发生不愉快的事情。但是，正念可以帮助你体验一个安全和快乐的场景，即使配乐给我们的提示是相反的。可见，正念能够帮助来访者学会改变他们人生中的"配乐"。

＊　＊　＊

我向海伦建议，如果感觉舒服的话，她可以闭上眼睛。我问她，我们是否可以把时间拉回到她想重新装修卧室的那个冲动时刻。"就是那个想法出现在你脑子里的那个时刻，"我提醒她，"告诉我那是个怎样的时刻？还有，你是如何创造它的？你是什么时候开始行动的？你是如何寻找装修材料的？你在家里为自己创造了一个美好的空间，一个被重新装饰的、色彩明亮的卧室……现在，它有点儿像子宫或安全'容器'"。

我让海伦安坐着，想象她充满正能量的新卧室以及装饰经历。我问她，当她想象着回到卧室以及装修的过程时，是否注意到身体上有什么变化。

"倾听你的内心，然后告诉我……当你把节奏放慢，只关注自己的身体时，你能觉察到体内有何变化吗？"

海伦说，她感觉很好，浑身暖暖的，就像她给墙壁刷的暖黄色一样。我帮她找到了她的内在资源，并把注意力集中在装修卧室的积极行动和身体的感受上，尤其是海伦感受到通过这个项目给予自己的所有的爱。

既然海伦的情绪得到了缓和，现在可以继续我的问题了。

一个活着的人必须面对的最痛苦和最复杂的问题就是"为什么"。这是一个可能困扰我们一生的话题。即使一个人有很

"强大"的理由去自杀，但在其他生者的眼中，他们仍然无法接受此人将自杀当作唯一的解决办法。

一个人之所以自杀，是因为他们生病了，并且这种疾病包括精神、心理和情感上的因素。人们对自杀的态度，决定了解释自杀的原因，这要比解释由癌症或交通事故造成死亡的原因困难得多。

我们必须对"犯下自杀"（committed suicide）这一说法保持警惕。"犯下"（committed）一词容易联想到某人故意、蓄意酿成的大错。这个词的常见同义词包括"实施"（perpetrate）、"被责备"（be to blame for）、"有罪"（be guilty of）和"应为……负责"（to be responsible for）。实际上，自杀的人并不想死，他们只是无法忍受现实，比如在疾病带来的难以言语的剧痛中继续活下去。怀念试图自杀或自杀的人的最佳方式，就是超越其抑郁、焦虑和死亡的方式，毕竟他们仍在被家人爱与怀念着。

想象一下，你是个孩子，一直生活在父母为你创造的安全的世界里，你确定他们会永远接纳你、爱你。父母自杀的后果是深远的、难以想象的，因为它打碎了孩子内在的人格，并启动了多米诺骨牌效应，它将影响孩子成年之后的心理和情感，而且有可能导致孩子的内在产生混乱感。我想向海伦解释一下父母自杀给她带来的情绪变化。

第一，这会让经历此事的孩子难以置信."这件事真的发生在我身上了吗？"受到创伤冲击的孩子难以理解这个现实，仿佛是一场噩梦，让他有种想从梦中醒来的冲动，却又无法醒来。失去了对现实的掌控之后，他会一直处于一种过渡状态，不知道该相信什么，不该相信什么。

第二，这会让经历此事的孩子产生强烈的失落感。父母曾是孩子的一切，但当其中一个人不再存在时，就意味着孩子周围的世界停止转动了。

第三，这会让经历此事的孩子产生低自尊感。孩子之所以会有这种感受，是因为他的内心深处有一种信念，觉得父母自杀的行为是因为他造成的，他就是父母自杀的原因。其结果就是，这个孩子会失去自信。

低自尊会导致优柔寡断和狭窄的人生视角，这就导致来访者通过内在歪曲的镜头，改变了他们对周边环境的看法，并或多或少地改变了他们未来的所有经历——他们遇到的一切都被这个消极的滤镜所污染，对真理和现实的所有感知也被扭曲。

当人们把抑郁症描述成"是你的思想在欺骗你"时，他们的意思其实是，你的头脑按照自己对事情的理解来解释某些事情的发生，但是由于心态消极，这种理解从根本上看是有缺陷的。这种扭曲的程度也不是一成不变的，有时清晰，有时十分模糊，但总是存在的。

由于孩子没有办法跳出镜头看看周围，所以也就没有办法看到镜头之外的真相。

我向海伦解释了这个情绪反应的过程，以便她理解自己正在经历的事情。她也许能够理解父亲的悲痛，以及母亲的自杀对父亲产生的影响。

当我们谈论自杀时，从"四大终极议题"（four givens）的角度来研究很有帮助。这个概念最早由心理学家欧文·亚隆（Irvin Yalom）提出。之所以被称为"终极议题"，是因为它们的不可避免性。死亡是其中一个"终极议题"，活着就意味着我们必须用某种方式来处理这些"终极议题"：

死亡：每个人终究会死，那么我们该如何活着？

自由：我们如何利用自己拥有的自由来选择自己的生活方式？

孤独：我们生亦孤独，死亦孤独。那么，如何在内心的孤独感与对同伴的需求之间取得平衡？

无意义：我们如何在一个本质上并无意义的宇宙中创造意义？

虽然这四大"终极议题"看起来截然不同，但其实都与第一个必然性——死亡完美地连接在一起。亚隆认为，对死亡的先天恐惧存在于人类意识的每个层面：从有意识和智力化的最高层级到无意识的最深之处，其表现为死亡焦虑。

经过初步评估，海伦认为，她的主要治疗目标是处理且接受母亲自杀和遗弃自己所带来的创伤。我采用了传统的以来访者为中心的方法来帮她应对这种创伤，这意味着将海伦的叙事认真地反馈给她，同时让她更好地体验相关的情绪状态。这种方法主导了我们前十周的治疗。

在 20 世纪 50 年代，人本主义的治疗方法开始在美国流行。心理学家卡尔·罗杰斯认为，与行为心理学或心理动力学相比，心理咨询更加直接、温暖且让来访者充满希望。与心理动力学和行为心理学采用的方法不同，罗杰斯认为，激励来访者去反思他们当前的主观经验，比任何隐藏意图或让他人发表对事件的看法，更能让来访者受益。罗杰斯总结说，治疗师应该热情、真诚且善解人意，以改善来访者的情况。

在治疗的早期阶段，海伦在我们的谈话中往往围绕着母亲自杀带来的最初创伤、巨大的失落感和对未来的恐惧。父亲向她透露的真相——"你妈妈不会回来了，她在你六岁时就自杀了！"——由此引发的最初的震惊让她恐慌，使她产生了自杀的想法。海伦谈到她对未来的恐惧以及无法应对的脆弱时，她说自己就像掉进了一个大湖里，两边都是峭壁，她勉强可以挣扎着呼吸，但无法靠自己跃出湖面，必须依靠他人给她扔一个救生圈。

可以想象，当来访者想方设法逃生时，自己却不断下沉，看不到任何外来帮助的希望。在这种情况下，任何人都会感到恐慌。海伦希望有人告诉她，如何摆脱困境，如何理解和应对所失去的一切。

\* \* \*

对许多人来说，对死亡的恐惧导致他们无法淋漓尽致地活着。既然每个人都会在某个时刻死去，那么死亡焦虑就是人类经验的一个正常部分。即便如此，堂·米格尔·路易兹在《四个约定》（*The Four Agreements*）一书中说，我们要"向死亡的天使投降"。他的意思是说，我们要接受一切无常。这个世界上没有什么是真正属于我们的，一切都是暂时"租借"的，死亡随时会夺走我们的一切。死亡让我们摆脱了日常生活的套路，提醒我们生命的短暂。

到了第五次治疗时，海伦的叙事开始发生了转变。在我看来，海伦的情感创伤似乎正在失去其初始的锋芒，她似乎已经开始接受和承认自己的困难和痛苦，决定停止与她最终意识到自己无法控制的思想做斗争。在那次治疗中，我采用了一个练习，一个简单的反思过程，来帮助海伦了解她的感受。

我先让她准确描述自己当下的情绪，是愤怒还是悲伤。然后我给了她以下指示：闭上眼睛（前提是感觉安全），想象你把这些情绪摆放在面前 1.5 米处。想象一下，在几分钟内，你要把这些情绪从身体里拿出来，放在面前，看着它。然后，我让她回答以下问题：如果你的情绪像物体一般有尺寸，那么它应该有多大？如果你的情绪有形状，那么它会是什么形状？如果你的情绪有颜色，那么它会是什么颜色？

在这个练习的最后，我是这么说的："一旦你回答了这些问题，想象一下你面前的情绪，以及你给它设定的大小、形状和颜色。观察片刻，看清楚它是什么。然后，当你做好准备时，你可以再让情绪回到你体内的原来位置上。"

当我们完成这个练习后，我请海伦思考她对这段经历的观察。我问了她以下几个问题："当你与这种情绪拉开一点儿距离时，你是否注意到了自己情绪上的任何变化？你对情绪的这种变化有什么反应？你赋予情绪的大小、形状和颜色是什么？练习结束后，这种情绪是否让你感觉有所不同？"

这个练习基于接纳与承诺疗法（Acceptance and Commitment Therapy），该疗法已被证明可以有效地治疗各种心理疾病。通过这种方法，海伦听到的是这段经历的其他方面给予她的反馈，她得以有机会重新审视自己的经历，从而令其他情绪变得更加突出。她开始重新评估与父亲多年来的艰难关系。我们正在取得进展。

＊　＊　＊

然而，随着更多的信息被披露出来，海伦的故事在情感上变得更加复杂了。当我们每周一次的会面进行到第十个月时，海伦分享了一个新信息。

"我想告诉你一些关于我父亲的事情。他一直向我隐瞒母亲自杀的真相。上周六，我去看他时，他跟往常一样，醉醺醺的。他对我说：'其实你妈妈并不是你的亲生母亲。'"

我很惊讶。那么，现在，请想象一下海伦有多么震惊。首先，她经历了失去母亲的打击，以及由此造成的所有复杂情感。可现在，她又第一次听说，她的妈妈不是她的亲生母亲。

＊　＊　＊

海伦继续往下说："我坐在那里一动不动，试图消化这个冲击。我感觉有点儿恶心——我的整个人生都是一个谎言，多么可怕！父亲递给我一个信封，他告诉我，我妈妈的真实姓名是多萝西。信封里面有一封笔迹既陌生又熟悉的信，跟我的笔迹有点儿相像，还有一张照片，一个女人抱着一个小婴儿。"

海伦告诉我，随着真相的揭开，她并没有感到愤怒。她最初的感觉是为父亲感到难过，因为他为这个沉重的秘密保守了那么久。

那封信非常简单地介绍了她的亲生母亲多箩西的情况。她说，她爱海伦，请海伦原谅自己没能养育她，因为她当时得了乳腺癌，快要死了。那封信只有这一段话。海伦发现，那是亲生母亲在她去世前不久在医院写的，当时海伦还非常小，才10个月。

父亲告诉海伦，照料多萝西的护士后来成了她的养母。她和海伦的父亲在她生母去世后不久就恋爱了，后来他们结婚了。海伦的养母一直把她当作自己的亲生女儿来抚养。

后来的几周里，海伦试图找到关于生母的更多信息。父亲给了她可以联系的所有亲戚的详细信息，之后她找到了一个同意跟她见面的表哥。当他把一个装有她母亲四五张照片的盒子拿出来时，海伦一句话也说不出来。照片上的母亲微笑着，大笑着。据她的另一个亲戚回忆，她母亲非常美丽，而且总是面带微笑。这些正是海伦想听到的。

"那你现在对你的养母有什么感觉呢？"我问海伦。

她说："我觉得，父亲也许不曾打算告诉我真相。我问他为什么以前不告诉我，他说，因为我是个敏感的孩子，他不想让我难过，况且我已经因为养母的遗弃和自杀有了心理创伤。当我问他为什么我成年后也不告诉我时，他说，养母临终前，要他承诺会保守这个秘密。但我不相信他，我认为真正的原因是，他害怕我也抛弃他。"

我告诉海伦，在我看来，她的养母不可能这样说，很有可能是她父亲撒了谎。

我解释说，在很多情况下，撒谎是阻力最小的方法。父母也是人，当他们感觉自己更聪明且更容易得手时，便会经常撒谎，特别是在面对孩子时。撒谎也可以使我们免于承认错误和道歉，承认犯错或做错事并不是一件容易的事。海伦的生母多萝西去世后不久，海伦的父亲就与她的养母开始了一段新的恋情，或许对他来说，这让他感到尴尬，也给他造成了很大的情感压力。

在过去的几个月里，海伦决定尝试与她亲生母亲的家庭，即她之前联系的叔叔和表哥建立更好的关系。我想知道她与一些血缘亲属见面是什么样的感觉，但那段经历似乎并不怎么好。她想找出更多关于母亲的信息，但她发现，这些人对她来说是陌生的。她会听到他们以及母亲的童年故事，听他们的回忆，但那些对她来是都毫无意义的。好的，坏的，她都没有参与其中，多么令人失望啊！海伦之前或许非常希望这会是她的过去的一个重要联结。

那么，海伦得到了什么？当然，她已经找到了一个解释，为什么她从来没有感到与任何人有真正的联结。她不知道自己到底来自哪里，这种遗传缺失意味着她从来没有真正的归属感。她想，她现在找到了原因。我想指出的是，这件事情也有积极的一面。我问她和亲生母亲之间是否有相似之处。

海伦马上承认，她觉得有一个相似之处。"我现在知道，我长得像谁了。我知道并且看到，我的遗传基因也存在于另一个人身上，这感觉很好。这是我在成长过程中从未拥有过的东西，但现在我已经体验到了。就算拿全世界来与我交换，我也不换。当你第一次看到另一个人（不是照镜子时看到的自己）也拥有和你一样的颧骨、眼睛、下巴，那一刻真是太神奇了！现在我知道，世界上还有人像我一样。并且现在我知道那个人是谁。我知道我在这个星球上的位置，我不再感到迷失以及格格不入了。"

她有了新的哲学思维。

"我想，尽管妈妈在我六岁时自杀了，但养育我的父母就是此生的父母，我在成长过程中认识的亲戚就是我的亲戚。除此之外，就什么都没有了。我一直觉得我与我养父母家的长辈没什么关系，他们与我没有任何血缘关系，他们只是我养父母的长辈，不是我的长辈。但我的亲生家庭则完全不一样。对他们来说，虽然我才找到他们，但我不觉得他们是我的亲人，他们只是与我有血缘关系的陌生人，我与他们没有共同的过去。然而，当他们谈到我们共同的'曾祖母'时，我却感受了真正的联结，祖先的血脉将我们联系在一起。不知何故，我不觉得自己是一个'属于'父母中的任何一方的孩子，我感觉被卡在中间。"

海伦发现她与非亲生家庭的情感纽带更加牢固，并担心这也许是错误的。我向海伦解释说，将人们联系在一起的远不止DNA。有许多人与和自己没有血缘关系的人建立了密切的家庭关系，同样，在有血缘关系的家庭中，大家也有可能相处不来。DNA并不代表一个人的情感依恋，让一个人产生爱的是思想和心灵。

我认为，生物学并不是家庭基础最重要的一方面。有些人认为，生物学关系对父母的身份至关重要。然而，养父母和继父母拥有与亲生父母同样的权利和义务。照顾孩子，并且给予孩子安慰、人生建议和无条件的爱的人——这就是父母的责任。这样的例子不胜枚举。

父母是与孩子建立牢固关系的人，最重要的是他们始终的陪伴和支持。一旦你们彼此间有了这种联系，是否亲生并不重要。如果亲生父母没有参与过孩子的生活，那么他们与孩子之间便没有这种联结。"真正的父母"是指任何承担起养育孩子的责任并给予孩子爱的人。

\* \* \*

收养的核心问题就是：生物学上的纽带与心理学上的纽带的区别始终存在，收养使得儿童的正常发展阶段变得更加复杂，特别是在依恋和丧亲的问题上。在海伦的案例中，她的养母在她六岁时就自杀了，而亲生母亲在她还是个婴儿时就死于癌症，所以情况变得更加复杂。而且，对海伦来说，痛苦的不仅仅是她，还有她的父亲，这就是问题所在。

海伦的情绪包括失落、悲痛、内疚、羞愧以及未被满足感，这些都对她的自我形象和身份产生了令人不安的影响。她经历了失控感、被拒绝感，还有对再次被拒绝、孤立和疏远的持续恐惧。海伦在十岁之前就遭到了两记重锤的打击。对她的人生来说，这是一个糟糕的开始。在她的生活中，她一直因低自尊心和未得到解决的悲痛而备受折磨。所有这些都使治疗过程更具挑战性。

许多像海伦这样的被收养者终其一生会对被遗弃和被拒绝有着恐惧感，他们缺乏归属感，对生活中发生的事情总觉得无能为力。这些感觉并非源于被收养本身，而是源于收养之前被抛弃的事实。为了让海伦继续生活下去，她所遭受的人生损失需要得到完全的承认和哀悼。

因此，我的首要任务就是帮助海伦区分纽带关系和依恋关系、母亲和父亲的不同。这将帮助她明确知悉自己与生母和养母之间的关系性质是不同的，并尽量降低自己忠诚度的撕裂感。

在这种情况下，有效的治疗需要创造一个环境，足以容纳和表达海伦生活经历的丰富性，以及它独特的意义。

我告诉海伦，纽带关系是母亲和孩子之间复杂的生理和心理联系，这种联系在怀孕期间形成，并一直存在着。这种出生带来的纽带十分强大，也是吸引海伦这样的孩子去寻找更多关于其亲生父母的因素之一。而依恋关系是养育的结果，于孩子成长早期在父母和孩子之间形成，它定义了收养家庭的纽带。海伦六岁之前与她的非亲生母亲就拥有了这样的依恋关系。

童年是由我们如何定位自己与父母之间的关系所决定的。父母首先是无所不能的超级人类，接着变成又酷又聪明的孩子的"房东"，然后成了无法与孩子和平相处的人。他们和其他人一样，有缺点也有优点，都是真实的、活生生的人。父母在我们的人生中扮演着重要角色。那么，海伦想知道，拥有和失去两位母亲可能产生的影响是什么？父亲又对她产生了什么持久影响？

事实是，正如研究表明的那样，父母的养育方式对孩子永久的人格特征并没有明显影响。弗洛伊德的观点是，父母在塑造孩子的个性和情绪健康方面起着决定性的作用。他还提出了这样一个观点：实际上，父母通过影响孩子的无意识，可以塑造孩子对自己的看法以及对世界的看法。从直觉上讲，这是有道理的，但是，对数百对一出生就分离的双胞胎的研究发现，一个人的性格和行为模式约有 45% 基于遗传学，其余 55% 则取决于其周边的生活坏境和生活经历。

这就意味着，无论在谁的养育下，我们最终或多或少都会成为自己的样子。换句话说，父母决定了我们的一些表面特质，如喜欢哪个运动队，喜欢穿什么风格的衣服，喜欢去哪里玩等，但父母并没有决定孩子以下的重要特质：自尊、性、内向或外向、神经质、政治观点等。父母其实只是孩子人生大公式中的一小部分。

\* \* \*

海伦能理解我所说的，但她仍不知该如何处理自己的负疚感，她觉得自己对母亲的死亡负有责任。"我觉得，如果那天在海滩上，我能让她留下来，或者我没有跑到水边，她或许还能活着。"

海伦的内疚是一种表达方式，她热切地希望养母仍然活着，和她在一起。对内疚的轻描淡写并不能阻止悲伤的人继续自责，反而会导致他的感受更为强烈。因此，我没有否定海伦的感受，只是温和地敦促她继续表达自己的悲痛和内疚。

帮助处于海伦这种状况的人，第一步就是要认识到他们的悲伤反应，并鼓励他们表达自己。允许表达是哀伤治疗的一个关键策略。根据我的经验，来访者需要反复讲述自己的失去与丧失；治疗师则要接受来访者的情感流露，不加以评判，这是来访者内在哀伤愈合过程的一部分。

我还鼓励海伦承担一些日常的小任务，如步行去商店、邮寄信件，目的是让她主动走出家门，哪怕只有一小会儿。这些任务可以分成不同的等级。对许多人来说，应对悲伤和抑郁的短期方法为最终的疗愈和恢复奠定了基础。对有些人来说，这种短期方法还能够与其更广泛的目标感进行关联。让他们为每一天或每一周设定具体的目标，是保持秩序感和活力的有效方法。

海伦很不情愿地承担了这些很小但又很重要的任务。对于在公众场所"装出勇敢的样子"，她很担忧。她讲述了自己在当地商店购物时发生的一件事。当时她正在从货架上挑选物品，然后她本能地选择了母亲最喜欢的一个茶叶品牌。当她意识到自己根本不需要买这种茶时，恐慌的感觉再度席卷而来。她无法镇定地把茶叶放回货架上。情急之下，她把所有要买的东西都留在店里，直接回家了。

这件事情让海伦更加焦虑，她担心自己没有能力应对和接受母亲逝去的现实。当她告诉我这件事时，我明确告诉她，这段经历只是她哀伤过程中的一个正常且合理的部分。

作为治疗过程的一部分，我需要清晰地定义海伦恐慌的原因和影响。她现在已经完全接受了这样一个事实：导致她焦虑的，是母亲的离去，而她认为自己永远无法接受母亲的离去——正是这种想法导致了她的恐惧，她害怕在公共场所失控。通过讨论她的焦虑情绪的性质，以及她的想法和恐惧，我们一起设计了一些目标，包括养成新的理念，放轻松，一步一个脚印的简单动作。

海伦现在能够对自己说，她希望母亲回来是正常的；她为母亲的逝去感到悲伤和怀念母亲是正常的；她即使在公共场合哭泣也没有关系，时间会帮助她疗愈。她在日记中记录了何时使用这些新的观点。写日记是一个过程，让她能够识别其他有问题的理念和想法。一旦识别出来，她就能培养更多适合且容易接受的新想法。

随着时间的推移，海伦渐渐接受了母亲已逝的事实。治疗进行到第 12 个月之后，海伦得到了相应的回报：显然，她有了提高和成长。她制定目标的能力得到了极大提高，她的积极性也增强了。

在应对绝望和哀伤的治疗进行了两年后，海伦已经能够正常生活，她的哀伤越来越少。她离开了父亲，开始重新独立生活，也承担了更多责任。她无须通过别人的批准，也为自己的生活制定了计划，包括多个支持体系以及长期目标。

来访者得到的社会和情感支持有着各种各样的来源——家人、朋友、亲密的熟人、同龄人等。这些支持体系可以给来访者提供建议，帮助他们学习新技能，保证他们走在正确的轨道上，让他们为需要做的事情担负起责任。

海伦还表示，她想写一本书来纪念她的两位母亲。她准备把自己的日记和两位母亲的日记结合起来，讲述她们的人生和死亡。在写书的过程中，她可以应对哀伤，还可以把书献给已逝的两位母亲，作为离别礼物。虽然海伦永远不会从她们的离去中完全"恢复"，但她已经能够接受她们的离开，并且做出这样的总结：两位母亲将永远是她生命的一部分。

# 更多思考

每个人面对亲人的死亡时，都会受到不同的影响，这取决于我们与他们之间的关系如何。例如，如果一个孩子的哥哥或姐姐在他儿时自杀了，那么他之后的青春期就显得特别难过。我从没有想过自杀，但我能够理解导致个体自杀的黑暗力量。

自杀是一件复杂的事情。无论自杀者的动机是什么，无论他内心深处涌动着怎样深不可测的黑暗，毫无疑问，他的自杀将对其家庭产生灾难性的影响。那些无法解答的问题，内疚、愤怒、瓦解、毁灭……我没有足够的语言能够说清楚自杀的破坏性。

事实上，自杀往往是可预防的。通常来看，深陷抑郁并有自杀想法的人不会把自己的自杀意图告诉他人。但根据我的经验，那些主动告诉别人自己有自杀念头的人，往往是在让他人分担他们的痛苦，并向其寻求帮助。

害怕死亡是正常的，但是，当死亡焦虑成为干扰正常生活的病态想法和行为时，它就变得不正常了。

作为心理治疗师，我知道死亡焦虑与很多焦虑症有关，如特定恐怖症、社交焦虑症、恐慌症、广场恐怖症、创伤后焦虑症、强迫症等。

例如，当儿童出现分离焦虑症时，往往与过度担心失去主要依恋人物（如父母或其他家庭成员）、害怕车祸或重大疾病造成的伤害或悲剧有关。患有强迫症的来访者，他们会反复检查炉灶和门锁，试图预防受到伤害或死亡。最后，特定恐怖症的特点是对高度、蜘蛛、蛇和血等有过度恐惧。所有这些恐惧都是由死亡焦虑驱动的。

还有一种特殊的恐怖症，叫作"死亡恐怖症"（thanato-phobia）或对死亡的恐惧。死亡恐怖症是一种不寻常的或不正常的对个体死亡和（或）被死亡的恐惧，这种恐惧也会影响个体其他正常或健康的功能。在外人看来，这种恐惧的程度可能与其实际面临的风险或威胁大小不相匹配。

在许多佛教传统中，对死亡进行有目的的思考可以帮助个体意识到变化的恒定性和生命的脆弱性。这个概念表明，当我们意识到生命中没有什么是永恒的，一切都是无常的时，我们就会以不同的角度来看待生活中发生的所有事件。我们不但会更加珍惜已拥有的一切，包括健康、人际关系和财产，而且会更加珍惜我们所爱的人。

从这个角度来看，虽然我们可能会对丧失感到悲伤，不管是打碎最喜欢的杯子，还是失去更为重要的东西，但我们能够将其理解为宏观整体中的一小部分。

德斯蒙德·图图（Desmond Tutu）因领导南非反种族隔离运动，于1984年获得诺贝尔和平奖。他曾经说过："当一个人身患潜在的绝症时，他的思想就被奇妙地集中起来了，他的生活也有了新的广度。他会重新发现之前太多视作理所当然的东西，如伴侣的爱、贝多芬交响乐、玫瑰花上的露珠、孩子脸上的笑容。"

死亡既是确定的，又是不确定的。我们知道它会发生，但我们不知道它什么时候发生。我有个朋友是一位杰出的精神病学家，他今年早些时候去世了，这让我极为震动，因为当时我还在消化他之前患上癌症的消息。他病情的预后虽并不乐观，但死亡的速度也太快了。失去朋友会让你深感痛苦，但这是不可逆转的。想念他时，我很悲伤，同时，这也提醒我要热爱生命，珍惜生命。

当死亡来敲门时，请随时做好离开的准备，同时也要活得无怨无悔。我们不要把生命当作永恒，因为这样可能会蒙蔽我们的灵性。我们无法控制自己能活多久，但我们可以管理自己的生活方式。对大多数人来说，这是一件非常困难的事情，但是你可以做到，尽管你不会做到完美。我们需要接受这样一个事实：死亡和人生一样，都是混乱的、不可预测的、可怕的，且有挑战性的。如果我们接受了这个事实，那么另一个事实就是，我们每个人都将以自己所知的最好的方式完成这个旅程。

# 第四章

# 约翰和爱丽丝
## 罕见的睡眠性交症的治疗

我每周都会去一趟本地的咖啡店，一般是在周六早上。刚睡醒的时候，我头发炸毛，双眼浮肿，神情恍惚。走进咖啡店，我会找个舒服的椅子坐着，一边复盘这周发生的事情，一边聆听查尔斯·劳埃德（Charles Lloyd）的《如鱼离水》（*Fish Out of Water*），这是我最爱的爵士乐专辑。

我希望在家能更加专注，但有些事情还是得在咖啡店做才行——家里让我分心的事更费神，而在咖啡店发生的事情大都跟我没什么关系。不过究竟怎样，还要取决于我手头正在干的事。

\* \* \*

如果我正在做自己喜欢但是进展不太顺利的事，我就要分分神，让自己的思维发散一下，这对解决我的困扰很有帮助。

但如果有些事需要我拍板，那我就会去咖啡店，因为这会让我更有动力保持定力，深度思考。

在咖啡店，我最喜欢做的事情就是写作。我发现，不是所有的作家都会在写作的时候喝一杯他们最喜欢的咖啡，情况因人而异——有人需要绝对的安静，有人需要音乐，有人喜欢打开电视当作背景音。对我来说，咖啡店是个可以让自己放松的地方：人们聊天交谈，杯子碰撞作响，咖啡机发出嘶嘶的声音，这种自然而然的氛围环绕着我。对我来说，这就是一种宁静。

\* \* \*

但在这个特别的周六清晨，我格外需要一些熟悉的东西——一杯卡布奇诺和一块我最爱的蛋糕（巧克力吉尼斯啤酒蛋糕）帮我从日常诊所的环境和思绪中抽离出来。生活有时候很复杂，但是手里拿着咖啡，吃一口美味的蛋糕，我感觉很放松。当然，我也知道，总会有一些意料之外的情况让人难以应对，生活中的变化让我不得不去适应。

我一边吃着蛋糕，一边琢磨着生活的复杂性。一旦牵扯到人际关系，这种复杂性就会被成倍放大。

很多夫妻都会把接受婚姻治疗作为解决两人情感问题的一种方式，但从我的经验来看，一对夫妻接受婚姻治疗的背后还有很多不同的原因。

过去的六个月，我一直在跟进一个非常复杂的案子，所以这个周六早晨我得稍微喘口气。在一对伴侣遇到的各种问题中，与不忠相关的问题最容易引起争执。"背叛""通奸""欺骗"——这些词中的任何一个都会带来情绪风暴。

发现伴侣欺骗自己就像将一块巨石扔进原本平静的池塘，然后看着水波从中心向四周泛起涟漪。散开的水波，就像对伴侣的控诉，深藏的怨恨也随之浮出水面。

一个人背叛自己的伴侣、出轨他人有很多原因，而且情况大都很复杂，因人而异。其中大部分原因取决于这个人的自身境况、个体需求，以及他和伴侣之间的关系。

心理咨询师其实处于一个优势地位，在面对一些群体或者个体的时候，我们可以对他们的潜意识进行探索。当一对夫妻来接受婚姻治疗，他们希望找到两人关系里问题的根源，从而将关系拉回正轨。在这个探索的过程中有许多选择有待考量，其中一个选择就是两人分开、离婚。重新建立两人之间的爱、信任和安全感需要时间，且任务艰巨。有时，他们会轻易发现这个任务不可能达成，因为找回失去的情感是一个漫长又痛苦的过程。

面对第一次来找我接受治疗的夫妻，我尽量不仅凭借自己所看到的和对方告诉我的情况，就急着做出判断。当应用心理疗法作为治疗工具时，我最中意的方法就是遵循证据。作为心理健康从业者，我们会采取不同的治疗方式帮助有心理健康问题的受访者重新获得自信和力量。一些治疗手段有科学实证作为坚实的基础，而有些治疗方法获得的证据支持相对少一些。如果我们采取的治疗方法有科学实证来证明有效性，那么这种治疗就可以被称为"循证治疗"（EBTs）。

这不是说我跟着手册上的方法，就能轻松找到所有答案。生活不是这样的——有些来访者出现的问题，我从没在任何手册上看到过。因此，我的治疗方法必须针对不同的个体进行调整，量体裁衣，这需要在教学和临床实践中持续积累。

当然，直觉和经验也会让我发觉"情况不太对劲儿"。这时，我并不能明确指出问题所在，但就是觉得有不对劲儿的地方，因为面对眼前的某个人或者一对夫妻，我是能够凭直觉感受到一些东西的。

为了做出更明智的决策，我一般需要结合有意识的感受来评估情绪反应。心理学家卡尔·荣格将"直觉"定义为一种能够洞察并给出某种情势前景的心理功能。有些人认为直觉是某种仅凭感知而得到的东西。一聊起直觉，人们经常会把它看作一种天赋或者一种预知未来的能力，实际上，每个人都有直觉。

这种直觉对于人类的生存颇有助益。直觉是一种本能，它会提醒我们迫在眉睫的危险，或者告诉你情况不对劲了。比如，你知道过马路时会有危险。我们生活的文化环境让我们学会依赖视觉、听觉、味觉、触觉和嗅觉这五感，实际上，直觉也起到了重要作用。除了生存，直觉对于我们的心理和情感也具有关键价值。

新南威尔士大学的心理学家在 2016 年进行了一系列实验，试图量化直觉。他们分析了以无意识形式接收到的情绪信息对决策产生的实际影响。这项研究很有意思，其结果表明，随着时间的推移，我们的预测将变得越来越准，就像运用理性和逻辑一样更加善于运用直觉，

\* \* \*

我记得有人曾在这个问题上给出了建议，时间证明，这条建议非常宝贵。有段日子，我非常纠结，希望能找到针对婚姻治疗的最优解。导致我纠结的其中一个原因，就是来找我咨询的夫妻总会产生从不安到严重焦虑的种种情绪反应，这种情况从我之前在英国国家医疗服务体系（NHS）内的临床实践起就一直出现。就在那时，我的导师给了我一条建议。

最初，我接受的培训完全是针对个人的，后来我开始学习婚姻治疗，发现人们使用的理论书籍对婚姻咨询并没有实际的帮助。好在我遇到了一位有婚姻治疗经验的导师，他教给了我

很多有关心理治疗的方法。就在我纠结解决下面这对夫妻问题的最优解时，这位导师对我说："跟着你的专业直觉走，相信自己的本能。"

＊　＊　＊

约翰和爱丽丝这对夫妻来找我的时候已经结婚六年。他们相识于大学，目前都在一所学校做老师，约翰教数学，爱丽丝教历史。两人都很有学问，他们希望能够改善自己的生活，过得比父辈更加健康和幸福。

他们对待彼此的方式颇具智慧，他们相互欣赏对方的才华，彼此聆听，互相理解，给予对方支持。重要的是，他们两位都是基督徒，对人生有着共同的愿景。

但就在一个月前，两人的关系突遭变化。约翰在家里的床边发现了两个用过的安全套，就在爱丽丝睡觉的那一侧。因为爱丽丝有时候会吃避孕药，而且两人结婚六年来就没有用过安全套，所以约翰自然而然地就会猜想床边出现了用过的安全套意味着什么。他找爱丽丝对质，但爱丽丝却坚决矢口否认，说自己之前从来没见过这些安全套。

约翰并不相信这套说辞，他确信爱丽丝背叛了自己。面对指责，爱丽丝反过来说约翰肯定也出了轨，现在他发现了安全套，于是干脆用这件事作为理由陷害她，并借此提出分手。约翰非常生气，他像头愤怒的公牛一样疯狂摆头，恨不得打爱丽丝一顿。事态变得严重起来，夫妻二人开始互相攻击。爱丽丝想拿窗边的台灯打约翰，约翰抓住了她手上的台灯，向后退的时候被灯撞到了脸。台灯灯泡碎了，划破了约翰的脸，血流得到处都是，溅得卧室地板上都是血。但爱丽丝已经彻底不管不顾了，她更不在乎约翰受了伤。

最终，两人间的争执不断升级，穷途末路的他们决定去找治疗师做婚姻咨询。归根到底，这就是一个问题：谁把用过的安全套放在了爱丽丝的床边？他为什么要这么做？爱丽丝觉得自己越来越抑郁。

我有个同事和这对夫妻在同一所学校任职，也认识他们两人。这位同事知道他们夫妻的关系陷入困境，但并不了解太多细节，于是他推荐这对夫妻找我进行心理咨询。现在夫妻二人都同意来见我，这就是他们来诊所的契机。

\* \* \*

在思考如何解决这单案子的时候，我发现自己需要用上"十八般武艺"去面对这对夫妻之间亟待解决的问题，这样才能解开两人的心结。我找不到一个合理的原因来解释为什么那天约翰在床边会发现用过的安全套，俩人都不承认是自己的责任。我对整件事都感到非常困惑。不过我的确遵循了自己的

"直觉"——直觉告诉我，两个人说的都是真话。

婚姻咨询中，夫妻二人经常会发生冲突，实际上只因为一个本质原因，那就是这对夫妻之间的确存在问题。从治疗师的角度来看，我不得不问问自己，如何与夫妻中遭到背叛的一方谈话，因为这个人会在发现伴侣不忠之后相当长的一段时间里，处于受害者的角色。我担心自己可能会说出一些夫妻二人不甚赞同的话，或者还有一种可能，就是这段关系中其实并没有受害者。我当然不想激怒他们，我之所以纠结是因为一个事实，那就是并没有明确的证据显示究竟哪一方才是真正的受害者。

最终我意识到，除了轮流与两人单独会面没有别的办法，我只能试着搞清楚，约翰发现安全套的那天早上到底发生了什么。如何控制对方的愤怒、减少对他的伤害，这对我来说是一个挑战，这些情绪会让那个觉得自己被伴侣欺骗的人深陷困境、无法释怀。

令人震惊的是，就在我再一次与约翰和爱丽丝会面的时候，两人都跟我说，约翰又发现了一对用过的安全套！这回安全套不在床边，而是在椅子上，爱丽丝的内裤里。面对这一切，爱丽丝显然又被惊到了，她说自己完全不知道为什么避孕套会钻进自己的内裤里。

她坐在那里听着，我问约翰，让他解释这一次到底发生了什么。

约翰说："上周一，我起床的时候，又发现了两只用过的安全套，就在爱丽丝的内裤里。显然，她和其他人有过性行为，很可能就是在我睡觉的时候。如我所见，这是唯一可能的解释，当然爱丽丝还是不承认。"

约翰指责的话音刚落，爱丽丝立刻大喊："你就是个大骗子！我真是恶心，竟然嫁了这么个人，整天就知道疑神疑鬼！真不敢相信我竟然嫁给了这种人！你配不上我！"

爱丽丝站起来，冲着约翰尖叫。

这次咨询可以说非常激烈。之后爱丽丝冲出房间，直到咨询快结束时才回来。出乎意料的是，爱丽丝回来后，跟约翰道了歉。

通常来讲，当你不得不去处理这种夫妻矛盾时，你必须相当强势，因为发生矛盾的夫妻经常会冲着彼此大喊大叫，有时还会冲着你，这就导致咨询很难顺利完成。婚姻咨询就像穿越雷区，但凡踏错一步，你就可能被炸成碎片！当然，任何实践都不会是十全十美的。

我处理类似情况的方法是，站在双方的立场上参与两人的争论，尝试让他们能够更连贯地表达自己的观点，而不是指出他们行为中那些事与愿违的地方。我之所以让他们尽情抒发自己的观点，更充分地表达自己的所思所想，是因为这样做，会让愤怒退居次要的位置。

　　夫妻二人一吵架，他们的情绪就会变得非常激动，两个人都很难恰当地表达自己。面对这种情况，就算你能够说出自己想说的话，也会因为对方没有好好倾听而感到非常沮丧。所以，当我面对这种情况时，我会让他们给对方一个充分表达自己的机会。如果这样还不奏效，那我就不得不与二人分别约见交流。

　　在这个案例中，我跟约翰和爱丽丝说，我需要分别约见他们二位，这样两个人都有机会敞开心扉，坦诚交流。要是大家都在一个房间里，这种对话就很难实现。面对矛盾中的夫妻，我采取了"三步走"的策略。

　　第一步：我尝试帮他们梳理并表达清楚自己想说的内容；

　　第二步：我帮助他们聆听另一半想要说的内容（通常是在一方和我进行了几次一对一的谈话之后）；

　　第三步：我会为他们提供一个平台，让双方都能畅所欲言，同时也能够听得进去对方在说什么，这样治疗与分析才可以继续进行。

　　从我们第一次见面开始，约翰和爱丽丝就几乎已经不和对方说话了。稍一开口，二人就会演变成争吵，并以爱丽丝走进卧室，关上门躺在床上痛哭作为结束。这时，约翰便会开车去父母家。爱丽丝说，早在接受心理咨询的一年前，她就已经感到自己和约翰渐行渐远，两人之间早已产生了隔阂。她说，在这段夫妻关系中，他俩已经没什么亲密感，也很少会有性生活，甚至和丈夫拥抱都变得很难。

六次咨询下来，我清楚地感受到约翰和爱丽丝正在压力之下备受煎熬。这并不奇怪，面对出轨，我们的反应会变得很糟糕，其中一个原因就是它会影响我们的心理健康，极大地加剧焦虑、抑郁以及其他形式的痛苦。

\* \* \*

审视造成这种心理痛苦的原因，我们能够发现，实际上有很多因素构成了这种对心理健康的沉重打击。这些因素包括：

- 害怕被抛弃
- 感到失控
- 感到自卑
- 信任崩塌带来的冲击

即使我知道的以上因素都适用于当下的情形，但直觉告诉我，一定是哪里出现了问题。尽管约翰非常笃定，但我仍无法确定爱丽丝真的出轨了。

作为一名治疗师，我经常会发现自己有时候不得不化身为"情感侦探"，我要诱导来访者告诉我他们到底希望达到怎样的治疗目的。

和来访者相处的时候，有几件事需要每一位心理治疗师铭记在心——其中有些是由我们受到的临床训练和理论取向决定的，另外一些则来自我们在各种临床环境中得到的经验。

有一些基本原则适用于心理治疗的所有领域，会让来访者最终在某个时刻主动讲出自己的故事，表达自己的沮丧和痛苦。这样一来，治疗师就会成为一个"树洞"，承载来访者的情感流露和语言倾诉。这里的语言不仅指文字，非语言交流对人际关系的质量也至关重要。

\* \* \*

另一个重要的因素是敏感度。我们经常用"敏感"这个词来描述听觉、味觉、触觉等我们能够感知到的感觉。同理，人们在情感方面也有着不同的敏感度。一些来访者的情绪相较其他人会更加敏感。有时，高情绪敏感人群会在敏感度较低的人尚未察觉时，就感受到一些事情。如果治疗师在谈话中处理不当，就会让他感到不安。

高情绪敏感人群似乎可以本能地去理解其他人的感受和行为。相反，敏感度低的人则很难凭直觉就理解他人的感受。因此，敏感度低的这个人就需要别人给他做出更多的解释，向他提出更直接、具体的要求，这样才能够得到他情感上的支持和回应。

情绪敏感度低的人可能会让自己的配偶或者伴侣感到不被理解，让他们（错误地）觉得另一半并不关心自己。我们都知道一个说法叫"身体语言"，诸如眼神交流、一次不经意的身体接触、说话的声调、站姿、身体动作等，这些都有助于我们和他人进行语言之外的交流。我甚至记得自己当年在学习的时候，就努力激发了我对模仿和行为理论的热情。

除此之外，我还试图去"感受"身体语言，让自己能够真正听懂来访者所述故事背后的隐情和痛楚。我愿意帮人们识别某些特定的词汇，因为这些词可能是让我找到他们痛苦之源的窗口。而且，你什么都不用说，仅是看着某个人，也能够和他交流各种各样的感受：爱慕、吸引、兴致，甚至连敌意，都可以通过一个眼神传达出来。

保持眼神交流也是让对话可以一直进行下去的重要方法。通过眼神交流，你可以判断对方对你所说内容的反应，当然他们也可以判断你的反应。毫无疑问，非语言交流在心理治疗中和其他交流方式一样重要。

虽然语言交流和非语言交流关系相反，但二者无疑是相辅相成的。多年来，相关研究一直进行着，粗略的结果显示，在人类的交流中，非语言交流大概占到了九成，而语言交流只占一成。

作为心理治疗师，我们也用"显性沟通"和"隐性沟通"这组术语来描述"语言"的两个系统：用口头语言表达的是显性沟通，通过肢体交流的是隐性沟通。这里也需要重点提示一下，非语言交流包括了来访者说话时的语速和音量，以及他们在说话时是否有或长或短的停顿。

举例来说，来访者会在沟通中用到我们所说的副语言和韵律。

韵律包括说话时的节奏、重音和语调，它让一句话在字面含义之外包含了更多的信息。比如，"老板给我们开的那场会议棒极了"，这句话可以表明来访者喜欢和老板召开的那场会议，也可以表达完全相反的意思，一切都取决于来访者的语调。

副语言是一种伴随说话发出的声音特征，它有助于沟通交流。副语言包括一些诸如"嗯""啊"等语气词，还有吸气、叹气、倒抽气和尖叫等声音。这些声音都包含在语调、音高和节奏中，传达着不同的情感。

此外，空间行为学也是一个因素，它主要考量个体与空间之间的关系。倒如，他独自占用了多少空间？他是蜷缩在角落里，还是四仰八叉地躺着？一个每天挤地铁通勤的人和整日在露天环境下劳作的农夫，他们对待空间的看法一定是非常不同的。

空间行为学的另一个要素是，我们感觉自己需要和他人保持多大的距离。（在疫情期间，这种距离更多是人为设定的。）在空间关系方面，每个人都有适合自己的观点。来访者通常需要身处让自己有安全感的环境，这样可以帮助他们找到合适的方式与治疗师沟通交流。

在约翰和爱丽丝这一案例中，我发现了一些微妙的非语言交流。他们的表达让我发现了一个事实，那就是爱丽丝种种令人忧虑的行为和精神状态背后应当另有隐情，而且情况可能相当复杂。

\* \* \*

对心理治疗师来说，在治疗过程中保持完全中立并不容易。之所以这样说，是因为我必须提醒自己在和一对异性夫妇打交道，房间里有两位男性，而我正是其中之一，那位女性来访者不会因此感到不安。

我想我们应该格外小心，即使在无意识的情况下也不能偏袒任何一位来访者。如果我能意识到自己可能产生的偏袒，那我基本不太会对两者中的某一位带有偏向性。最终，我对来访者产生的影响是积极的，可以建立不偏不倚的治疗关系，让我们的治疗能够有更加充分的准备。

我们决定，最好的办法是让爱丽丝单独与我做单人会谈，这样她就可以充分表达自己的情绪，不必担心自己会突然爆发，与约翰大吵大叫。当遇到夫妻二人中有一方表现得非常愤怒时，最好是将两人分开进行单人治疗，这样就可以专注于导致他们产生矛盾的原因。

这里得提一句，对所有人来说，儿时父母间的关系，无论是好是坏，都会对成年后如何处理自己和伴侣之间的关系、如何对待婚姻产生深远的影响。

我建议约翰也来接受单人治疗。

"不，谢谢，"他说，"我得看看你和爱丽丝单聊后的效果，然后我才会继续进行夫妻咨询。"

"好的，约翰，这样也行。不过我还是希望你也能和我单聊几次，这样就能给你一些空间去表达自己的感受，你也不会受到打扰，或者被一些突然的情绪爆发而打断。"

他若有所思地看着我说："这是个好主意，但我觉得自己现在确实不需要单人治疗。"

"好吧，"我说，"那目前我还是继续与爱丽丝单独会面。"

＊ ＊ ＊

和爱丽丝的第一次单独会面，我想弄清楚她面对约翰的指责，到底有何感受。爱丽丝看起来是一个很能干的人，但我能感觉到，抛开表象，她的内心藏着一个惊恐脆弱的孩子，渴望别人听到她真实的声音。

我把我的看法告诉了爱丽丝，她大吃一惊，觉得我的观察的确就是她当下的感受。我开始帮助她回忆童年时光，回顾她的成长经历。我觉得我所需要的"领悟"就埋藏在她的无意识之中。人们普遍认为，正是无意识的部分导致我们出现了种种功能障碍。

得到领悟的心理动力学模型如下：

- 触及来访者的无意识
- 将无意识的心理活动变成有意识的关注

关注感受的方法通常会对洞察力起作用，这在心理动力学中被视为一种必不可少的方法。理解了产生冲突的原因，就可以获得洞察。前提是，得到洞察，冲突就会停止。即使在最复杂的情况之下，获得洞察也可以带来意识、理解以及清晰。它可以让人灵光乍现，就好像拨开重重迷雾之后豁然开朗，甚至醍醐灌顶。

在我们的第一次单人会谈中，爱丽丝向我敞开了心扉。她一边看着自己的手，一边说："约翰在卧室发现安全套前的几个月，我一直非常抑郁，甚至想过自杀。"

"继续。"我轻轻地说。

爱丽丝的声音很轻："我小时候被性侵过——那个男人住在我家附近，当时他在我回家的路上接上我，说要载我一程。虽然我一直有被侵犯的记忆，但直到最近我搬到了父母家附近，才意识到这件事对我的人生产生了多么大的影响。"

"你做得很好，爱丽丝。"我安慰她。

爱丽丝清了清嗓子："儿时这次性侵对我和约翰的这段关系影响最大，因为我一直觉得自己会失去他。"

"你和约翰说过这件事吗？"我问。

"没有，我没说过，但是我跟他讲过我的一些闪回。"她低声说。

"好的，爱丽丝，我们需要梳理一下性侵的细节，来治疗你的创伤。这将慢慢减轻这些记忆的强度，你也能用一些新的方法来应对不适的症状，你会逐渐用新模式去处理你和其他人的关系。"

爱丽丝专注地看着我。

我对她说："继续治疗，我们会看到一些积极的成果，过往的经历对你的影响也会越来越小。但与此同时，"我告诉了她我的预判，"在我们关于性侵细节的会谈中，你可能会遇到困难。"

\* \* \*

我们的大脑会通过阻止的形式进入保护模式。当个体经历类似性侵等创伤，其部分人格就会被"分离"或者"打破"，被大脑隐藏。这是一种保护性健忘，防止此人彻底停摆。我们要把自己的头脑看作一个文件柜，里面储藏着我们的记忆、图像、种种感受以及联想。

当我们在治疗中开始面对创伤症状的时候，我们的"文件柜"通常会把隐藏和压抑的那些已经被遗忘的文件暴露出来。这是治疗过程中一个很正常的环节。话虽如此，但许多来访者仍会觉得，面对突然重现的创伤记忆不但没有让自己好转，反而变得更糟了。我知道这很痛苦，这对人生是一种消耗。但你首先要记住的是，记忆是属于过往的经历，今天已不复存在。

我总会提醒来访者，要想让自己的生活变得更好，就要抓住机会，趁势而为。充足的准备和理解固然重要，但是在漫长的疗愈之路上，还有生活、光明和希望。

在前三次会谈中，爱丽丝已经能够描述一些她所经历的闪回场景。在这些画面里，9 岁的爱丽丝感觉自己被困在一个车里。她看不到司机的脸，但这个男人正在将他的私处露在外面，想让爱丽丝摸他。爱丽丝还说，自从性侵事件之后，她就有了梦游的毛病，有时还会夜惊发作，或者做噩梦。这些症状在青春期末期逐渐消失，直到最近，多年前的梦游和夜惊症状又重新出现。我问她还记不记得自己最近的梦游行为。

爱丽丝说："我不记得梦游的事，但我确实能够找到一些蛛丝马迹，证明自己的确有这种情况。比如有一天早上，我和约翰醒来时发现，吐司炉里有烤过的面包，已经凉了变味儿了。还有一次，我们起床以后发现大门是开着的，可我明明记得前一晚睡前把门锁好了。"

我告诉爱丽丝，我很确定正是她童年的那段经历，特别是性侵事件，触发了她梦游的症状。但究竟如何还需要再做进一步的探究。

\* \* \*

梦游一般发生在一个人的深度睡眠状态，常见于幼儿，因为他们比成人的睡眠更多。我们在前半夜会睡得比较深，梦游也常见于这个时段。2012 年，发表在美国医学期刊《神经病学档案》上一项开创性的研究发现，大约 30% 的研究对象有过梦游史（这一比例远高于此前人们的猜测），这说明三个人中就有一个人有过或者可能会经历梦游这种现象。

同许多人的认知相反，梦游其实并不完全像它字面意思所表达的那样——一个人在睡觉的时候到处走动。实际上，睡着了但看着好像醒着，或者睡着时坐起来等行为都可以被认定为梦游。诸如穿脱衣服，移动家具，甚至做饭，这都是人们梦游时比较常见的行为。一般来说，梦游本身并不危险，除非成年的梦游者将自己或者其他人置于危险的境地。

梦游背后的成因尚不明确，梦游和梦呓等情况可能通常来自家族遗传，但其中是否有具体的基因联系尚不能确定。可以确定的是，梦游是存在诱因的，如睡眠不足、压力大、焦虑、感染疾病、摄入毒品或酒精，以及使用某些特定药物，都有可能诱发梦游。

有时，被噪音突然惊醒，或者想去厕所，也可以导致梦游。而且，患有不宁腿综合征的人，其梦游的可能性也会更大。患有睡眠呼吸障碍的人也是如此，睡眠呼吸暂停等症状都会使人突然从深睡眠中惊醒。反流、癫痫等病症也与梦游有关。

不过，有一种睡眠障碍你可能没有听说过，那就是"睡眠性行为"，又称"睡眠性交症"。

爱丽丝描述自己梦游的时候，我就想到了这种睡眠障碍。

"有一次，约翰发现我大半夜全身赤裸，一个人走来走去，他意识到我是在梦游。"她告诉我。

"真的吗？！"我惊呼，"这种事情是不是发生了不止一次？告诉我，你梦游的时候还有没有其他的一些非常规行为？"

"嗯，的确，"爱丽丝说，"约翰告诉我，好几次我梦游的时候都想和他做爱，但第二天我什么都记不起来了。"

听到这，我更加确信爱丽丝可能就是患上了睡眠性交症。

我以前从来没遇到过有这种情况的来访者，所以我需要一些专业指导，告诉我该做什么。可惜我读的书都过于理论、太笼统，没有一本书可以就治疗睡眠性交症给我明确的实操建议。好在我找到了一位研究睡眠障碍的同事，全程就此个案中遇到的各种"困难"给予了我相应的指导。

同梦游一样，睡眠性交症发生在我们睡着的时候，它与性交、自慰等性行为有着直接的联系。

爱丽丝告诉我，她这两次早上起来在卧室发现安全套的时候，大门都是敞开的。我开始思考，这些事实之间一定存在着某种联系，我也更加怀疑爱丽丝患上了某种形式的睡眠性交症。

\* \* \*

在此之后的一次单独会面中，我向爱丽丝解释了什么是睡眠性交症，以及出现这种情况的人会受到哪些影响。

我说："正在睡眠性交的人看起来可能是睁着眼睛，意识清醒，但他们其实正在经历一次失忆，并且醒来后对于发生过的事一点儿都想不起来。他们的室友、父母或者伴侣一般最先注意到发生了什么，而真正经历睡眠性交的人往往是最后才知道的。"

这种情况实际上有些神秘，虽然目前还没有实际的统计数据，但就心理现象而言，它实属罕见。在此之前，我在实践中从来没有遇到过有这种情况的人，爱丽丝是第一个。研究表明，爱丽丝身为女性，出现睡眠性交症的概率应该比男性小。但是，还有另一种情况，那就是有梦游史的人更容易患上睡眠性交症，爱丽丝正是如此。

我接着告诉爱丽丝，有一点很重要，那就是她能够意识到睡眠性交症并不等同于春梦，因为睡眠性交症带来的只是无意识行为。实际上还有这样一种情况，那就是在此期间进行的性行为并非出于他的主观意愿，或者他根本不记得自己做过什么。

很多人都不太了解睡眠性交症这种现象，甚至很多医学或者心理健康方面的专业人士对此都知之甚少。直到 2013 年，它才被收录进美国精神医学学会《精神障碍诊断与统计手册（第五版）》（DSM-5）。在第五版手册中，将睡眠性交症作为梦游中的一种"专门"的形式，归在非快速眼动（NREM）睡眠唤醒障碍的分类之下。书中定义："在睡眠性交症中，不同程度的性活动（如手淫、爱抚、抚摸、性交）作为源于睡眠的没有自觉意识的复杂行为而出现。"患者几乎无法回忆起梦中的场景，对这一片段处于遗忘状态。尽管有了定义，但由于睡眠时出现的各类性行为出现在不同的情境之下，因此对睡眠性交症的诊断仍比较困难。

2013年，加拿大多伦多西区医院进行了一项研究，发现该医院研究中心的男性患者中有11%出现过睡眠性交症，而女性患者中这一比例只有4%。

一些研究表示，实际患有睡眠性交症的人数可能远超我们所知，因为有此症状的人会羞于寻求帮助，他们甚至没有意识到该症的发作。对于的确患有此类障碍的人群，该病症则极大地破坏了他们的身心健康。因为患者不被理解的反常行为，可能会导致他们的一段亲密关系因此结束。患者本人可能会感到沮丧、羞耻或内疚。而且，这一病症甚至会产生法律后果，因为患者有可能试图和陌生人发生性关系。我在想，爱丽丝是否就是这种情况。

事已至此，我们决定恢复同约翰一起进行的会谈，这对爱丽丝有好处，这样就可以和约翰谈谈我和爱丽丝之前聊过的事情，看看我们是否能找到她梦游的原因。

在此后的又一次会面中，我开始向约翰科普睡眠性交症的情况。我告诉约翰，梦游很可能发生在爱丽丝入睡后的前两个小时。任何有过梦游经历的人都会知道，他们梦游时似乎处于一种非常奇怪的状态，通常并不是很清楚自己是睡着还是醒着。

我还给他们辟谣了一件事：在大众的描述中，梦游的人会直直地伸出双臂，眼神呆滞，像僵尸一样，但实际情况不尽如此。不过，梦游者的眼神的确空洞，旁边的人很难让他们给出回应。当一个人梦游的时候，他不会像平时醒着的时候把灯打开，方便在屋里走动。约翰问我，如果他发现爱丽丝梦游该怎么办。

"约翰，"我说，"首先，爱丽丝会处于深度睡眠状态，就算你想要叫醒她，她也不会看到你在旁边。如果你真的把她叫醒了，那么她可能会非常茫然，甚至非常痛苦。"

"知道了，"约翰说，"但是如果她要去和其他人做爱，我怎样才能知道呢？"

这就是我的纠结之处。要怎么才能发现爱丽丝梦游的时候会和其他人做爱？我告诉约翰，如果他发现爱丽丝在梦游，并且离开了房子，他可以跟着她，并保持一定的距离，弄清楚她要去哪。其实，我并非完全赞同这种方式，因为如果约翰真的跟踪了，爱丽丝可能会身处危险的境地。

我建议他们好好谈谈，并且一起做决定。结果，两人一致同意要看看爱丽丝梦游时到底做了什么。约翰答应爱丽丝，如果觉得她遇到了危险，他会温柔地把她引回床上。

*　*　*

我想说，这些年我见到的很多睡眠障碍者都有过创伤经历。人们经常问我，这种性质的往事已经过去很久，为何还会影响现在的睡眠模式？

为了回答这个问题，我们首先要搞清楚什么是创伤。事实上，任何对一个人造成重大伤害并且可能导致后续负面影响的事情都可以被定义为创伤。创伤通常分为两类，生理创伤和心理创伤。

生理创伤是指对身体造成的伤害，通常指那些可能导致休克或死亡等继发性情况的严重伤害。

心理创伤则是指经历了诸如强奸或者性侵等令人情绪低落或痛苦的事件之后，在心理上受到的伤害。很多案例中身体创伤和心理创伤会同时发生。像遭遇过性侵而备受困扰的爱丽丝一样，一些遭遇过创伤性心理问题的人很可能会出现睡眠障碍或者其他症状，比如睡眠时相延迟综合征①、失眠、阻塞性睡眠

---

① 睡眠时相延迟综合征（Delayed sleep-phase syndrome，简称DSPS），是一种长期的睡眠时间紊乱。有这种症候群的人一般都会睡得非常晚，同时在早上起床非常痛苦。

呼吸暂停等，或者就像爱丽丝一样，出现梦游的情况。

之后，爱丽丝和约翰两人四周没来咨询，他们用这段时间来观察爱丽丝的睡眠模式。这里值得一提的是，接受治疗的人通常从疗程一开始就能感受到变化，但也可能几周甚至几个月都感受不到任何变化。

我们一遍又一遍地谈起同样的事情，在原地打转，直到发生了如下情形：洞察、领悟、情绪喷涌、缓和紧张情势。我们很难预判究竟能在何时，通过何种方式达到这样的状态。我们朝着目标一小步一小步地迈进。来访者身上发生的变化往往并没有多么惊天动地，而是顺其自然的过程。因此，我对接下来的会面并没有明确的期待，但我很想知道夫妻二人是否对爱丽丝的夜间行为有什么意外发现或者观察。

在将近四周的时间里，我花费了大量的时间研究睡眠障碍，特别是睡眠性交症，还和导师长谈了数次。我发现，在梦游和夜惊的过程中，大脑负责控制复杂行为的部分处于活跃状态，而大脑中负责日常监控、储存行为记忆的部分则处于沉睡状态。这种情况使我们的大脑处于一种半梦半醒的混沌状态，让我们可以在没有意识的情况下做出一些狂野的行为，也因此无须负罪。

究竟是什么原因造成了这种"解离状态"（清醒与睡眠混合在一起）尚不得而知。我记得，牛津大学心理动力学课程曾经告诉我们，人们通常至少有两个感知流，其中之一是生理世界，包括我们可以看到、听到的事；而另一个是心理世界，比如我们的感受、想法、希望和梦想这些主观体验。我特别渴望在爱丽丝的精神层面发现这个世界。

\* \* \*

周一上午，这对夫妇在伦敦的诊所热切地等着我，我也很期待与他们见面。我打开等候室的大门，看到俩人并排坐在一起。约翰在看书，身穿扣领衬衫、便士乐福鞋和灯芯绒长裤。爱丽丝坐在他旁边，正在发呆。她看起来很紧张，身体微微前倾。她穿着一件棕色的长款大衣，手里抓着自己的包。

"不如来我办公室？"我对两人说。

他们跟着我走进来。

我问他们，在没见面的这四周里情况如何。回答问题的是约翰。

"你说得对。"他面露难色，显然压力很大，"爱丽丝梦游的时候，我跟踪过她几次。每次她都走向同一个地方——那里离她父母家很近，她在那里长大，那个地方离镇里妓女流连的红灯区也挺近。她必须穿过那片地才能走到她父母住的地方。"

这让我开始猜想，或许爱丽丝的梦游是一种重访童年睡眠故地或者童年创伤故地的方式。这是一种可能的情况，但此时更亟待解决的问题是，约翰明显地表现出深深的不快。

"你跟着爱丽丝的这几次，当晚还有什么事情发生吗？"我尽量柔和地问他。

"没有。我按照你说的去做了，我在她还没有走太远，还没进入红灯区前，就把她调转回头，轻轻地领她回家了。我担心她的安全。"

我点点头。

"但问题是，"约翰结巴了起来，"有几次我没有跟着她，因为我没发现她已经起来了。我不知道那几次发生了什么，但那可是红灯区。我想，到底发生了什么，不用猜也知道。"他的声音越来越小。我看到爱丽丝看着他，一脸焦虑。

他们的事带给我很多思考。从爱丽丝之前的描述可以知道，她去的正是之前侵犯她的人驾车带走她的地方。那么，她深夜造访红灯区的时候，是否和一些陌生男人发生了关系呢？此时我唯一能确认的就是，这个复杂的个案尚存诸多疑问，远没有到能得出结论的时候。

\* \* \*

我们还是需要找到解决的办法。可惜目前并没有什么特别的办法能够治疗梦游或者睡眠性交症。在很多案例中，改善睡眠卫生习惯或许可以解决这个问题。

"如果我建议你去睡眠诊所，你愿意吗？"我问爱丽丝。

她耸了耸肩。不过我可以看得出，虽然她郁郁寡欢，但还是愿意一试。

"我觉得这是个好主意，"约翰说，"那我们还可以继续来找你吗？"

"当然，我认为你们得来，"我说，"而且爱丽丝可以去找精神科医生开一些药。"

这让爱丽丝提出了新的问题，她不明白自己的身心为什么会对曾经的创伤做出这样的反应。我是这样解释的："困惑、焦虑、生理唤醒以及情感沟通困难都是应对创伤的常见反应。有些人，就像你，对创伤性事件的反应会有延迟，这可能包括沮丧，疲惫，做噩梦，以及一些案例中出现的睡眠障碍。如果这些症状随着时间的推移持续存在，或者它们开始干扰到你的工作和人际关系，那么这就是一种信号，说明你存在更为严重的创伤后压力。"

"那我为什么需要去睡眠诊所？"爱丽丝问。

"爱丽丝，想要全面了解和治疗你遇到的睡眠问题，我们有时需要在睡眠诊所进行评估。大多数睡眠诊所都有专门的设备来监测睡眠的模式和深度，他们也能够密切监控睡眠时的呼吸状态。所以，爱丽丝，我推荐你去睡眠诊所，你可能会被要求在实验室过夜以监测睡眠。这样可以吗？"

爱丽丝点点头。

约翰和爱丽丝欣然接受了我的建议，爱丽丝也正在接受持续观察，确保她睡着之后的安全。

这是一个非常有意思的案例，并且尚未结案。我很想看看爱丽丝在接受药物治疗后有何反应，也想知道睡眠诊所给出的结论和治疗建议。

第五章

# 戴维的故事
## 遭遇至亲性侵的治疗

现在是周日清晨 7 点整，我已经在家隔离了 90 多天。我感受不到时间，必须要看看手机上的日历，才能确定是周日的早上。政府陆续宣布了疫情的相关解封措施。空气中弥漫着一种散乱，人们仿佛正在从一场漫长的沉睡或者茫然中醒来。

　　隔离让我们所有人都有了许多时间，对吧？作为一个心理治疗师和研究者，我一般会花大量时间在伦敦的诊所与来访者会面，也会去大学参加学术会议，和同事、朋友讨论交流。

　　但是封控影响了我原本的生活。过去的几个月，疫情给我们的生活带来了很多变化，让我们不得不去面对各种各样的情绪。无论是越来越担心感染病毒的恐惧，还是天天被困在家中所产生的幽闭烦闷，抑或是自我隔离所带来的疑神疑鬼，每个人都受到了不同程度的影响。

　　封控迫使我们改变自己的日常，调整计划，最终让我们的思维进入到一个陌生的频率。疫情向我们提出了一系列未知的问题，令人疲惫：我是否安全？我的家人是否安全？我们该如何恢复自己的财务状况？而其中最不确定的一个问题是，这一切将持续多久？外面的世界每天都在变化，这意味着我们惯常的应对机制无法像以前一样正常运转，我们不知道自己该做些什么。

远程工作了将近三个月，我现在要确保让线上咨询和真正的线下会面一样，只不过我要远程与来访者面对面交谈，而不是亲临现场。毕竟这仍是现实生活中的治疗，也的确是面对面，所以这个替代方案不算太差。

话虽如此，我以前还是有一些不同的观点。我觉得自己在心理治疗方面仍一个传统的人。治疗就应该是在咨询师的房间里，坐在同样的椅子上，每周进行一个小时。疫情前，我的观点是，自我救助、电话、电子邮件或者视频等方式，其效果肯定不如治疗师和来访者实地面对面。

但自从受情势所迫，我也不得不远程进行心理治疗之后，我慢慢发现这种方式竟然也是有效的，这实在是出乎我的意料。我观察到的来访者经历与他们给我的反馈是吻合的，这真是太好了！疫情将如何展开工作的问题推到我面前，特别是关于如何开展治疗的考量。

幸运的是，心理治疗和咨询完全可以在网上进行，就像在房间里会面一样容易。我相信，如果西格蒙德·弗洛伊德还活着，他也会和自己的同事用电子邮件、Skype 和 WhatsApp 交流观点，会通过发短信和打电话来分享自己的看法。他会用"云端"服务共享文件，也会通过 Zoom 进行高校间的合作。

我觉得弗洛伊德一定会在线上与来访者会面，并且进行远程治疗。我以前认为线上治疗是近些年才在心理健康领域发展起来的方式，但实际上，它可以一直追溯到互联网革命刚刚开始的时候。最早应用互联网的案例发生在 1972 年 10 月，斯坦福大学和加州大学洛杉矶分校运用计算机进行了一场模拟心理治疗。从那时起，大量研究表明，通过电话或者远程线上进行认知行为疗法等相关治疗，与线下会面有着同等效果。

\* \* \*

一个周日的早上，我收到了来自来访者戴维的一封邮件。他第一次找我大约是十年前了。当时，戴维来伦敦诊所见我，他正在一家零售公司做总监。他当时跟我说，认识他的人大都会把他描述成一位冷静且勤奋的总监。

我记得他说过，工作日常遇到的麻烦、紧凑的日程、遭遇的挫折以及制定的高目标都是压力的来源，让他切实感受到倦怠的威胁。他每天都有繁重的时间表，包括见客户、做报告、出差以及进行与公司有关的重要决策。这些日常压力以及不断加重的责任让戴维备受心理压力和工作倦怠的困扰。人力资源部门将他引荐给了我，并说会支付他的治疗费用。

之后戴维顺利完成了治疗并重新回到了工作岗位。那时候他还是单身，把所有的精力都投入到事业中。他和母亲住在一起，父亲在他 12 岁的时候就因心脏病去世了。

戴维的父亲生前是一位杰出的医生，他经历了贫困的童年，靠着不懈的奋斗成为一名声誉卓越的外科医生，并做出了开创性的贡献。他的母亲曾是学校老师，但有酗酒和性侵的家族史。我们从来没细究过这个部分，戴维之前来找我时，我们的重点都聚焦在与工作相关的倦怠危机上，他当时也觉得"没有做好准备"去谈自己的童年。

现在，在这封邮件里，他询问我能否和他再次见面，因为他感觉很糟。因为疫情，他丢掉了工作，母亲也在年前去世了。他现在一个人住在母亲的房子里。因为过去成功的治疗经验，他想和我聊聊。于是我们安排了一次远程预约，准备在下一周对他当下需要的心理治疗进行评估。

我特别留意了一下，对于一个已经习惯接受面对面治疗的人来说，戴维可能会对治疗方式有着自己的想法和期待。因此，当开始接受线上治疗，评估戴维的想法将如何影响他的态度至关重要。

＊　＊　＊

根据经验，诸如因自杀倾向或者临床抑郁症和精神病等更严重的精神状况所引发的危险行为，并不适合通过线上进行治疗，因为治疗师会在治疗过程中经历来访者自杀、犯罪或者症状恶化的风险。若要妥善处理这类情况，通常不太可能通过线上的方式来进行。

如果正在接受线上治疗的来访者突然有了自杀倾向并且挂了电话，那么治疗师就无法做出进一步的评估或者采取措施以降低风险，治疗师也很难阻止来访者伤害自己或者伤害他人。如果来访者在我的办公室企图自杀，我会先确保他的安全，然后才会允许他离开。

因此，我们从一开始就要制定一个安全方案，以减少风险，防止不良事件的发生。除此之外，针对来访者情绪问题的合理回应，这在线上心理治疗的过程中也非常重要。安全方案应当包括在心理治疗开始前，详尽细致地筛查对来访者本人或者他人造成伤害的风险。我们需要警惕来访者症状的恶化，并且制定落实一个安全协议，以减少治疗过程中种种危机的发生。

当自杀这样的危机事件真正发生的时候，我们最好建议来访者立即在当地接受治疗。例如，自杀防御或者药物评估等。

我们应该提供转诊或者帮助他找到合适的全科医生或者采取其他恰当的治疗方式。

究竟采取什么样的方式其实取决于来访者的个人偏好和具体情况。有些患有严重心理疾病的来访者在面对面治疗的亲密环境中，会做出更积极的反应；而有些来访者可能会因为时间有限或者条件所限，无法来到治疗室，他们会觉得每周进行线上诊疗是更好且更安全的治疗方式。

无论来访者进行的是线上还是线下的治疗，归根结底都围绕着一件事，那就是"疗愈"（Healing），这个词会在心理治疗实践中反复出现。传统意义上，疗愈本指消除疾病，而心理治疗中的概念则与之略有不同。

在心理治疗中，心理问题和情绪问题不能简单地被判断为好与坏，或者是否可以被消除；相反，这些问题要看患者能否得到理解。抑郁症、焦虑症、创伤后应激障碍以及人格障碍都不是"需要治疗的疾病"，他们需要的其实是个人成长的机会。

而且，疗愈并非旨在达到某个具体的时间节点或者实现某个目标。虽然来访者经常迫切地希望自己情感上的痛苦可以得到"疗愈"，但其实疗愈并没有划定终点线。

我们的社会太过于关注找到快速解决问题的方法，我们失去了坐下慢慢了解，并找到情绪问题根源的能力。我们被教育说，要去找到快速、简单、毫不费力的解决方案，但是在实际的治疗实践中，寻求疗愈可能需要同时采取积极和消极两种方式。

对我而言，疗愈就像一个旅程，你可以探索过去与现在，同时研究出好的方法，克服生活中遇到的种种障碍。伟大的斯多葛派哲学家马可·奥勒留曾写道：

> "这些人可能阻碍我的行动，但他们并不能阻碍我的感情和气质，而这些感情和气质具有限定和改变行为的力量。头脑将我们行动的障碍调整和转化为自己的目的。阻碍行动的终会促成行动，阻挡道路的终会成为道路。"

之所以引用哲学家马可·奥勒留的话是因为，和大多数治疗师一样，我对斯多葛学派的观点与其他哲学概念和心理治疗实践如此高度相关而感到惊讶。举例来说，像柏拉图这样的斯多葛学派认为一个人的生理和心理疾病之间有着明确的区别。在认知行为疗法的治疗方法中，我们可以看到斯多葛学派的基础，它提出，个体在情绪上受到的干扰并非来自事件本身，而是来自他们对于事件的消极想法。

＊　＊　＊

我和戴维把第一次治疗约在了一个周二上午。在我们远程治疗开始前的几分钟，我还在想，除了偶尔的握手或者在某次特别紧张的治疗之后拍拍对方的肩膀，我和大多数治疗师一样，一般都会和自己的来访者保持一定的物理距离。但是身处同一个房间，能够听到彼此的呼吸声，看到对方流泪，或者听到他在椅子上挪来挪去的声音，这一切都会让我们产生一种专属的亲近感。

虽然在过去的几个月，我已经为来访者进行了多次远程治疗，也得到了令人振奋的积极反馈，但这对我来说仍然是一种全新的体验。一个问题一直在我的脑海里萦绕：当我们没有在同处一室的情况下展开治疗，从情感上讲，这对于我的来访者来说到底意味着什么？

一位来访者第一次来接受治疗时，我们会为其提供一个空间。这是时间上的空间，预约的时间，有开始和结束的节点，这是一段有关治疗的时间，通常在一个小时左右或者更长一点儿。在咨询室也有一个物理的空间：两把椅子，中间留点儿空，一把给来访者，一把我坐。两把椅子之间的空间让我和来访者能够处于相对舒适的社交和情感状态。我们都希望有自己的个人空间，因此两把椅子之间需要有些距离，并且让人感觉很自然。不过，我相信这个空间不仅是物理和社交距离，它也代表着一种情感、身体和精神上的特别价值。

两把椅子之间的空间也是可以发生自我实现的区域。在这个空间里，来访者可以提问，甚至可以提出需求，或许这是他们第一次被认真对待的地方。这个空间也可以成为两人之间的重要缓冲，来访者或许需要与另一个他认为是权威人物的人保持一定的安全距离。

我必须牢记来自其他来访者的那些压倒性的正向反馈，也要记住在线治疗带来的更微妙的积极变化。我提醒自己，即使像戴维这种在以往治疗中因为开车或者找不到车位的压力而习惯性迟到的来访者，现在也可以提前进入"等候室"。还有一些人会因为某些原因（如社交焦虑、慢性病、身体残疾、工作太忙无法抽出时间、找不到人帮忙照顾孩子、住得离诊所太远等）无法做到线下相约。

虽然如此，我还是很怀念每次线下会面开始前的那几分钟，仅仅是来访者脱下外套，和我握手或坐下后，我们互相寒暄……这一切都很让人怀念。我还特别怀念每个治疗师办公室都会有的一个基本道具——一盒纸巾！

桌子上的纸巾盒让来访者知道，他在这里是可以哭泣的。治疗师让来访者知晓，在治疗中哭泣不仅能够得到许可，甚至是被鼓励的。我们会故意把纸巾放在那里，这样来访者就可以看到，伸手就能够得着。治疗中，来访者流下眼泪是件很严肃的事。当来访者去拿纸巾时，通常就意味着他已敞开心扉，出现顿悟或者发生了改变。

我不会轻视这样的细节，因为作为治疗师，我们需要所有能够获得的信息去帮助自己理解正在发生的情况，去明白针对来访者当下的心理状态，自己需要做些什么。此外，治疗师也会注意到一些细枝末节的小事，因为它们可能会指向更大的事情，而所有这些信息都会帮助我们理解并在理想状态下帮助到来访者。

我想起柯南·道尔笔下的《波西米亚丑闻》，福尔摩斯让华生理解"看"和"观察"的区别。他向华生解释，观察首先是注意到眼前的事物，看世界的时候要全神贯注。福尔摩斯的头脑接收到来自周围环境的海量输入，他不断地去观察，去接触周围的环境。他将正念完美地变成了一门艺术！

\* \* \*

到了和戴维线上会面的时间，我等着和他进行 Zoom 连线。我刚遛完狗，把餐具放进洗碗机。把这些家务事放在工作日的会面前做，对我来说是很新奇的。

一开始，戴维向我讲述了他在疫情期间被裁员后的抑郁。这件事可以说是他继母亲去世后所经历的最大的痛苦。在这次会面中，戴维说话的声音很小，目光闪烁，不时环顾四周，拒绝和我进行眼神交流。

我说："戴维，你有这种悲伤情绪的时候，脑海里闪过了哪些想法？"

"嗯，"戴维说，"我在想，这一切的意义是什么？我完蛋了，我就是这么不如意。我想，我要做些什么呢？我失去了母亲，又失去了工作。"

我说："节哀。你遭遇了重大的变故，所以你会感到很痛苦，这段日子太艰难了。听上去你现在还是感觉很糟糕，对吗？"

戴维说："没错，我就是觉得一切都毫无意义。我觉得很累，但是又睡不着。我感觉很饿，但是吃不下去东西。我的工作很折磨人，但我还是很想念这份工作。你告诉我，这一切有什么意义？"

戴维非常努力地看着我的眼睛，我说："但是戴维，你会再找到一份工作的，没错吧？"

"我不知道，我无所谓，我现在对所有的事都无所谓。"

戴维低头看着自己的手。看得出来，他要哭了。

"你母亲是什么时候去世的？"我问他。

他看了我一眼，满脸痛苦。

"三个月前。"他几乎哽住。

"那就是不久前。她去世的时候多大岁数？"

"75 岁。"

"她生前患了病？"

"对，她这一辈子都在酗酒，也因为这个最终害了她。"戴维耸耸肩，用皱巴巴的纸巾擦了擦眼睛。

"你们一起生活了多久？"

他再次目光闪烁。

"我一直和她住在一起。我这辈子都这样生活着，一直身陷其中。"

我从戴维的声音中感受到一丝绝望和其他一些情绪，仿佛是一丝厌恶？

"什么叫'身陷其中'，戴维？"

"噢，她以前会让我和她一起喝酒，就在爸爸去世之后，我那时年纪还很小。"

戴维吞吞吐吐，他本来有话想说，但是突然改变了主意。

"你的父亲去世之后，日子应该变得很艰难。"我说。

戴维点头，似乎想把眼泪咽下去。

他沉默了一会儿，我也没有说什么。我能感觉到他需要一些时间去整理自己的心情和想法。终于，他别开了视线，说："父亲去世后，我就不得不接替他的角色。母亲做什么事都依赖我，这对我来说很艰难，因为我要努力达到她的期待，达到之前父亲的标准。"

他再次沉默，我能看出来他还在挣扎要不要说出什么事，但是因为某些原因，他仍然在纠结。

"你需要做什么，戴维？"

他又一次耸了耸肩。

"呃，母亲经常醉醺醺的，父亲去世之后这种情况就愈演愈烈。我或多或少得承担起所有的事情：打扫房间、买食物、做饭。我得确定她交了电费，这样才不至于断电。有时，母亲甚至会对着我叫父亲的名字，好像把我当成了他。"

我还是有种感觉，那就是戴维有些事没有说出口。他现在和我有了更多的视线交流，我觉得这是个合适的时机叫停今天的谈话。我们约了几天之后的时间再次会面。

＊　＊　＊

再次会面，戴维的目标似乎明确了不少。我跟他打招呼的时候，他会看着我的眼睛，看起来是决心已定，这让我感觉他或许已经准备好，向我讲出痛苦背后的真实故事。

他打开了话匣子，说自己已经投出了几份简历。

"那很好啊，戴维。"我说。

"是的，我想我应该能有一到两个面试的机会。"

"希望能成。母亲去世这件事你处理得怎么样了？"

戴维耸了耸肩，低头看向自己的手。

"我觉得日子好过一些了。你知道，和她一起生活并不轻松。"

"是的，你跟我说过，她以前酗酒。"我说。

"确实，而且她还做了其他的事。"戴维说。我感觉我们或许即将触碰到某些事情的核心。

"戴维，她还做了什么？"

"她性侵了我。那时我年纪不大，就在父亲去世之后。"说完这句话，戴维猛吸一口气，仿佛害怕我会对这句话做出什么反应。

接下来的谈话中，戴维的表述时而轻柔缓慢，时而激烈到语无伦次，他的情绪在两者之间起伏不定。我能看到他在强忍泪水。上一次，戴维试图跟我说起他的童年回忆，还是近十年前。我想，在他大部分的人生中，应该一直都在试图压抑自己被母亲性侵这件事。

第一次将自己的创伤倾诉给他人，这一定是个相当艰难的任务。这些年，他显然一直觉得自己被过往的经历困住了。而最终能够勇敢说出被性侵这件事，对他来说一定是个巨大的解脱。

"我懂，这对你来说一定非常痛苦，"我轻柔地说。

戴维点点头，然后突然用手抱住头，开始抽泣。

至此，我意识到我需要让戴维用内在的复原力帮助他调动自我修复能力。他需要有忍受负面情绪的能力，他需要在感到痛苦的时候进行自我调整。

我会帮助戴维识别并解读自己的情绪，并将情绪转化成为语言。很多人会问，经过了近乎十年的时间，为什么戴维最终在仅有的三次心理治疗中，就说出了自己被性侵的往事？有件事我们需要牢记，虽然来访者是来寻求治疗的，但这并不意味着他们都已经准备好，做出改变。戴维十年前就来找过我，也准备好去解决工作倦怠的问题，但是，当时他并没有"准备好"面对自己经历的无意识创伤事件。

＊　＊　＊

治疗是一个非常私人化，通常也颇具挑战的过程。在来访者对自己的心理和情绪问题有更深层的了解之前，他们必须经历治疗全过程中的不同阶段。开启治疗需要诚实和开放的态度，这样才能让我们处理好个人的情绪挑战，因为我们往往选择将这些挑战隐藏在意识之中。

来访者在自我表露前，需要先构建与治疗师的信任，让治疗师进入自己脆弱的情感世界。这通常会促使我们挑战内在的自我觉知以及周围其他人的认知，促使我们评估已经成为第二天性的思维模式和应对习惯。大多数来访者会因自己的准备情况经历不同的阶段。

20 世纪 80 年代，詹姆斯·普罗查斯卡 (James O. Proch-aska) 和卡洛·迪克曼特 (Carlo DiClemente) 提出了"行为转变跨理论模型"（即改变的跨理论模型），这一理论很好地描述了人们经历的不同的改变阶段。

最初阶段通常被称为"前意向阶段"（pre-contemplation stage）。这一阶段的个体通常抗拒改变，所以也可以称为"否定阶段"。一个很有效的区别是，究竟是来访者承认自己有心理问题，还是其他人注意到来访者的表现而认为其有心理问题。虽然来访者的家人和朋友会评价他的心理症状，但处于这个阶段的个体很有可能无法发现或者意识到自己的问题，抑或他们不愿意积极地去改变这些问题。

处于前意向阶段的人来接受治疗，大多是因为其他人给他们施加了压力。比如，他们的伴侣威胁要分手，或他们的父母说要断绝关系。我们能够看到来访者准备改变的阶段，是意向阶段。

处于意向阶段（contemplative stage）的个体，愿意去思考自己存在心理问题的可能性，也愿意思考，如果承认问题可能会带来改变的希望。不过，我发现处在这个阶段的来访者，通常在疗程中会表现得摇摆不定，犹豫不决。

意向不代表决心。重要的是，一定要记住，无论多么深重的悲伤和痛苦，放弃已知并前往未知，都不是一件容易的事，都需要改变和冒险。

意向阶段之后，就到了做好准备的时候，这个阶段被称为准备阶段（preparation stage）。在这个阶段，我们会为治疗过程搜集信息并做出计划。不过，进行相关的准备动作，并不代表来访者的矛盾情绪已经烟消云散，这一阶段的挑战是要帮助来访者规划一个可接受且有效的转变计划。

我一般会帮助来访者辨别一些已经存在的激励性因素，并利用这些因素让他们敢于接受更多的激励，从而达到治疗目标。

大多数心理治疗师都会努力帮助自己的来访者，让他们达到有意愿有决心接受治疗的阶段。而这个阶段，我们称之为行动阶段（action stage），这也就是戴维目前所处的阶段。这一阶段的来访者会真正开始做一些不一样的事情，并且会付出更多努力做一些新的尝试。

在保持 / 巩固阶段（maintenance stage），人们会在一段时间内（超过 6 个月）维持自己的行为变化，并且有意愿将自己的行为变化持续更长的时间。处于这个阶段的人会主动付出努力，避免重蹈覆辙，以免回到此前的阶段。

这显然不是一个完美的模型，但它的确有助于来访者正确看待自己的努力，并引导他们向正确的方向继续前行。有时，幸存者试图通过将受到的侵害"抛诸脑后"，作为一种应对方式，但是他们没有意识到，他们当下在生活中遇到的难题，其实和童年时期受到的创伤是有关联的。

戴维在我们的会面中暴露了他的创伤，这能让他摆脱罪恶感，帮助他放下被性侵带来的恐惧与折磨。从创伤中恢复并不是一个线性的过程，我们也无法预知一个人究竟需要多长时间，才能在这些不同的阶段中取得一些进展。

\* \* \*

在与戴维的下一次会面中，我对他说："戴维，你用一点点希望和自爱强化了自己的内在力量，你已经迈出了恢复的第一步。曾经的痛苦回忆，将成为你敢于直面真相的解脱。羞耻感会慢慢消失，成为化解痛苦的一部分。现在，你可以好好疗愈自己，真正成长了。"

戴维边摇头边回答我："在此之前，我从来没有告诉过任何人我这个秘密。十年前见到你的时候，我觉得这件事太让我难堪了，难以启齿。但我总想找个人倾诉，又担心没人会理解我，担心别人会评判我。"

到这里，我们当天的会面就结束了，戴维又预约了几周之后的远程咨询。我和戴维告别后就坐回桌边，复盘这一天的治疗。

我从窗户看出去，看到了花园，也看到了池塘边我最爱的那棵枫树。我盯着水上漂着的绿色慈姑叶，一些小鱼会突然跃出水面，好像在躲避水下敌人的追击，然后又落回水里，在水面搅动出一圈圈重重叠叠的涟漪。我想，我们的思绪就像这些小鱼，藏在水中，深入水下，当恐惧袭来，小鱼会短暂露出水面，复又回到水中。

我通常喜欢用大海来类比创伤带给来访者的那种铺天盖地的感受，创伤就像广阔又深不见底的海洋。我让来访者去想象，他们在一场船难后被抛弃在海里，独自被困在海中。然后，我会问他们，他们认为自己接下来要做什么？

来访者通常会说，他们一定会拼命尽力游到岸边。我会说，但你早晚会用光所有的力气，无法安全上岸。因为当人筋疲力尽的时候，溺水的风险会非常高。事实上，专家建议在这种情况下，我们最好还是让身体放松，保存体力，让自己漂起来，而不是在海浪里挣扎。这样做会让你有更大的机会渡过难关，也可以给自己一些时间冷静下来思考，能做些什么以便活下来。

当来访者经历了创伤带来的症状，我会给他们同样的建议。放松，不要与已经出现的症状对抗，而是要自己"漂浮"或顺流而行。如果像戴维所做的那样，一味抵抗或避免这些症状，则会带来更多的紧张情绪，如沮丧、愤怒以及抑郁。

\* \* \*

今天，我们的社会终于开始直视有关性侵的重要真相。信息传播和社会态度的转变，让一些受害者敢于回忆长期被压抑在心底的侵犯事件，这有助于他们找到内在的力量，向他人说出自己的遭遇。

这些年来，我见到一些来访者，他们在童年或者青年时期遭受过来自母亲或者其他女性监护人的性侵。但他们几乎没有机会说出自己的遭遇，而是一直将这些事埋在心底。

多年来，总有一些来访者跟我说，他们也曾尝试告诉家人或医生有关自己的遭遇，但得到的却是相似的答案，他们要么不屑一顾，要么难以置信："母亲绝不会性侵自己的孩子！"那么问题来了，为什么人们会如此抵触事实，不愿承认真相呢？为什么大家会否认女性性侵呢？恋童癖者不分男女，什么样的人都有。

长久以来，关于恋童癖有许多错误的看法，包括究竟哪类人会性侵儿童。

有一种普遍存在的误解——人们认为所有对儿童实施性犯罪的人都是男性。这种看法对实施性侵的女性颇为有利，因为人们不愿承认或者相信女性会对儿童下手。男性侵害者与女性侵害者之间有一些很关键的区别。一般来说，女性一般会对岁数更小的受害者实施犯罪，并且在受害者的性别选择方面更加无差别。关于女性对儿童实施性虐待有多种假说。

据研究，一些女性会因为自恋倾向而虐待自己的女儿。在这些案例中，因为倾慕心理的需求，同时掺杂了夸张的自负，年长的女性会嫉妒自己的女儿。

有相当一部分性侵儿童的女性属于"教师／情人"类别。构成这一类别的主要是 30 多岁的女性，她们的主要侵犯对象为平均年龄在 12 岁的男性受害者。这些女性可能会认为二人之间是基于爱情而建立关系，她们不认为这是一种侵犯，也不会承认这种关系的不妥。她们受到亲密需求的驱使而行动，并且试图弥补在其他地方没有得到满足的情感需求。

这种情况下的女性可能是一位教师，以性的方式和她的学生产生联系。这类女性热衷于建立亲密关系，并且会发现，比起同龄男性，青春期的男孩的威胁性则小得多。她们可能会感到自己在和小男孩的关系中更有掌控感。

研究人员发现，还有一个类别，可将之称为"意向骚扰者"。这一类型的女性通常有过被性侵的经历，还可能有成瘾人格。类似的类别"母亲骚扰者"，也在女性犯罪者中占据了相当的比例。

研究显示，相较于陌生儿童，女性对亲生子女或者其他由她们照料的孩子进行犯罪的可能性更大，是对陌生儿童实施犯罪的 4.5 倍。可以确定的是，性侵犯会严重干扰孩子正常的生长发育过程，也会影响到他未来人生中的每一个后续发展阶段——这种影响将从孩子受到侵犯开始，一直延续到他的整个童年、青春期以及成人时期。治疗成年后的受害者，处理他们童年时的惨痛记忆，以及由此产生的相关影响，这对于解决性侵产生的后续问题至关重要。

＊　＊　＊

我和戴维预约了第十次远程会谈。在这次会谈中，我们沉默地坐了一会儿，因为重新回忆起母亲的性侵，这对戴维来说确实太过痛苦。

经历过性侵的来访者通常无法清晰地描述自己的经历。一些来访者将性侵创伤描述成一条盘踞在脑海中的蛇，它总是在他们试图看清它的真面目前就迅速溜走，抓不到、摸不着。这就是我们为什么把性侵类比成"藏在水中的隐形毒药"：受害者的身体和心理会因为长期接触这种毒药而产生反应。但在此之前，你看不见也感受不到"隐形毒药"的存在。治疗中，我们将这种类型的羞耻称为"毒性羞耻"。

这也是戴维带到治疗中的羞耻感。经历心理和生理创伤会让人产生情感麻木，从而造成这种羞耻感。这种羞耻感带来的长期隔绝会阻断我们的情感发育、个人成长和职业方面的发展。性侵和羞耻都是有害的，但那个真正应该为此感到羞耻的人——施暴者，通常并不会感受到羞耻，而像约翰这样的受害者往往会背负着一生的耻辱。

这正是侵害者的所作所为，他们用隐匿且狡猾的方式避开他人。他们会伪装自己。如果侵害者是家人，是你所信任的人，比如母亲，又会怎样？可惜的是，对于女性／母亲的犯罪研究很少，我们对这种案例无法深入分析。

在我们的社会文化中，母亲通常不会与"暴力""挑衅"这些词关联在一起，而更多与"温柔""被动"相关。人们认为母亲都会用温暖与爱抚育孩子。所以，当儿童最原始的保护方成为侵害方，这就挑战了社会心理中母亲的形象，这些事件几乎都成为不为人知的秘密。

就像戴维的案例一样，大多数在儿时受到母亲性侵的受害者都认为，这是他们人生中最为隐秘的部分，保守这个秘密会让其童年时期的毒性羞耻一直存在，并长久地困扰着自己。这种羞耻感让遭受侵害的儿童以及成年后的他们，笼罩在秘密和孤立的阴影之下，一个隔绝的世界就这样悄然出现，很难被注意到，也不容易被识别出来。

＊　＊　＊

这种母子之间功能失调的行为模式被称为"过度认同"。《牛津生活词典》对"过度认同"的定义是："过度认同某人或者某事的行为，尤其是损害个人个性或者客观性的行为。"

不过，我更赞同心理治疗师萨尔瓦多·米纽钦（Salvador Minuchin）提出的"纠缠"概念，它描述了一个"纠缠型"家庭系统中存在的脆弱的、模糊的边界。这是一种不恰当的关系，模糊了家长与孩子之间的边界，经常会出现在缺失父亲的家庭中母亲对待自己儿子的情况。母亲在情感上和心理上将自己的儿子提升到"丈夫"或者"朋友"的位置，从而填补内心的孤独空虚。

我并非有意破坏健康的母子关系，我指的是这种情况：本应该用来保护亲子关系的健康边界缺位了。缺乏这种保护的孩子会在一种难以预料、混乱且身心都不安全的环境下长大。

\* \* \*

下一次会面中，戴维问我是否还需要进行更多的疗程，他毕竟已经说出了母亲的事情。

"你什么都不需要做，不过继续会面肯定能帮到你。"我说，"戴维，想象一下你在大学完成了第一年的学业，然后直接跳到了最后一年，参加最终的毕业考试。你觉得会怎样？"

"我应该会不及格。"戴维说。

"没错！康复还没有开始。这是一个循序渐进的过程，没有什么灵丹妙药，一步一个脚印才能康复，戴维。"我说。

"治疗确实很有帮助，"戴维若有所思，"但我怎样才能开始了解有关抑郁的症状？有时我觉得自己快疯了！"

戴维这句话很有意思："我快疯了"（"I am going out of my mind"在英语里直译为"心灵出走了"）。这些年，我从来访者的口中无数次听到这句话。出走，到底要走向何方？研究表明，"心灵"并不局限于我们的大脑，甚至不局限于我们的身体。

丹·西格尔（Dan Siegel）是加州大学洛杉矶分校医学院的精神病学教授。在他 2016 年出版的《心灵：人类心灵之旅》(*Mind*) 中，他将"心灵"定义为"应激式的自组织过程，包括内部和相关的外部，它能调节我们内部以及与其他人之间的能量和信息流动。"西格尔教授认为，心灵既包含我们对经验的看法，也包含经验本身。西格尔教授解释"心灵是一个复杂的系统"，因此，最佳的自我组织是"灵活、适应性强、连贯、充满活力并且稳定的"。他将这种描述视作"心理健康的基础"，并表示，一个人"没有自我组织的部分，就会陷入混乱或者僵化"。

\* \* \*

在与戴维这次的会面以及我们整个治疗关系中，他回忆并复述了自己因为母亲性侵所遭受的毁灭性打击。

在回答戴维关于抑郁症状的问题时，我跟他说："有一个方法让你可以了解这些症状，你可以把它们看作你的身体和心灵在传递一则讯息。所以如果你感到抑郁，那就是提示你去改变生活中的一些事情。这就像烧到手指时，你会感到疼痛一样——来自疼痛的信号让你迅速做出反应，并启动防御机制，防止更多伤害发生。

"同理，当创伤性的记忆和感受吞噬了我们，我们会问自己，要如何审视和改变它们。我的意思是，治疗会给你一个机会从另外的视角去看待当下的情形。那些开始看起来在情感上不堪一击的事，在几周或者几个月的治疗之后，又会非常不同。改变视角的能力将帮助你挖掘出更多的资源，你原本都没有意识到自己拥有这些资源，这将帮助你解决目前的困境。"

"那我该怎么做？"戴维问。

"你可以先了解心理学家马丁·塞利格曼的'3P'理论，这有助于回答你的问题。他认为，正在经历抑郁阶段的来访者会有一种习惯性的思维方式，他们可能会用三个维度来看自己：普遍的（pervasive），永久的（permanent）和个人的（personal）。举例来说，如果你突然想起母亲当年侵犯自己的事，并且感觉越来越难受，你可以跟自己说'我可能会一直有这样的感受'（永久的），'我可能永远不会停止这种感受'（普遍的），'妈妈侵犯我是我的错，我很坏'（个人的）。这种审视自己的想法是对你的抑郁症状的一种认知。"

一直低头盯着自己手的戴维抬起头："我们现在要用不同的治疗方式了吗？"

我笑笑："就像我之前说的，戴维，我是一名综合性心理治疗师。综合性治疗这种方式融合了不同的心理治疗技术和手段，可以最大限度满足来访者的需求。这种治疗方法比更传统单一的治疗方法更加灵活，也更有包容性。我说明白了吗？"

戴维轻轻耸肩："嗯，是的，明白了。但这里面有多少种方法呢？"

"综合性治疗师会用不同的方法合并两个或者更多的理论，以便更好地理解及帮助来访者解决当下的心理需求。一旦来访者发现自己有了能力，他们就可以自由做出改变，以达到治愈的效果，进而掌控未来。这种解释对你有帮助吗，戴维？"

戴维点点头，我继续说："在我看来，综合模式能够让我找到具体的方法，填补在一些理论模型中发现的空白。我从来没有虔诚地固守任何特定的'流派'，因为我发现，所有流派在面对来访者的各种需求时，在某些方面都会有一定的局限性。作为治疗师，我一直认为我们应该在实践中以智慧作为引导，因为没有一种万能的方案可以解决所有生活和治疗中的问题。"

"我知道了。"戴维一副很有兴趣的样子。

"如果心理治疗师不能将智慧和同理心应用在治疗中，那么就很难真正帮到来访者。"

"所以你也得学习！"戴维微微一笑，我还是第一次看到他这样笑。

"对的！"我也冲他笑笑，"我们可以通过练习正念疗法来培养自己的智慧。当你在冥想中审视自己的内心，你会慢慢得到智慧。了解你的心灵，你将对自己的优势和局限性有更深刻的了解。"

"我听过正念疗法。"戴维说。

事实证明，这种智慧对于戴维的治疗非常重要。

作为治疗师，有时我们会遇到不愿意做出改变的来访者，我们也很容易因为自己的挫败感给他们贴上"难搞"的标签。在戴维这个案子中，这种情况就很难避免，他的配合度确实不算高。但贴上这个标签对治疗毫无帮助，它只会疏远治疗师和来访者之间的距离，并且让构建心理治疗的联系更加困难。

戴维取消了下一周约好的会见，以及再后面一周的会见，他没有再约。他再次联系我时，已经是一个月之后。我们各自面对着屏幕坐下，他肉眼可见地消瘦下来，并再一次躲闪我的目光。

"最近怎么样，戴维？"我问。

"不太好。"

"哦？发生什么了？"我问。

他叹了口气，低头看向自己的手。他吸了几口气，几次要开口，但又什么也说不出来。如此反复三次之后，他突然说："我试图去结束这一切。我喝了一整瓶伏特加，吃了两包对乙酰氨基酚，想要自杀。"

他声音很含糊，语速飞快，以至于我差点儿没听懂他在说什么。但我还是抓住了重点。

"听到这个消息我感到很难过，戴维。但我很高兴你还是来寻求帮助了，一切为时未晚，这是好事。"

"我没觉得多好，我只觉得我要死了。"

"你还没有恢复过来吧？"

"没有，我觉得我就是个懦夫！"他说。我能看出来他要哭了。

"或者，你会发现，你可以挺过来。"

戴维不置可否。

"不过，我有一些好消息。现在疫情松了些，我们可以在伦敦的诊所里再次面对面交流了。"

"哦？"戴维抬起头，我看到他挺起了身。

\* \* \*

很不幸，对于经历过性侵的人来说，企图自杀的情况并不罕见。相较于没有性侵等经历的儿童来说，经历过性侵的儿童未来会发展出不同的生理和情感路径。诚然，每个人的一生中都有可能经历情感创伤，但是婴儿和童年时期的创伤将会产生更加严重的毁灭性后果，持续的时间也会更长。

这是因为在孩童时期，我们与照料人之间建立起被称为"依恋"关系的早期关系，这将对我们大脑负责发育和情感的部分产生巨大影响。除此之外，我们早期与照料人之间的联系，是建立有意识和无意识心理模型的基础，关系着我们与世界之间的互动，以及我们如何看待自己在世界中的角色。

我试图帮助戴维让这些无意识的心理模型表露出来，成为有意识的心理活动，这样他就可以去挑战并纠正它们。

然而，侵犯所造成的最具破坏性和毁灭性的后果之一，就是这些无意识模型在我们的观念和思想中根深蒂固，我们很难将创伤的经历与它对我们生活造成的影响分隔开来。这将导致我们出现自我认知的错误，扭曲自己的想法，错误地认为这些遭遇是因为自己造成的。

探索戴维的无意识世界和隐藏其中的伤口，将帮助他最终找到全新且健康的方式加以识别和应对。这并不代表戴维曾经的创伤不再影响他，毕竟我们无法改变过去的经历，也不能像汽车换零件一样以旧换新，而是通过创造更有意义、更有精神价值的人生，以减少童年创伤带来的影响。

显然，进行线下疗程对戴维来说是最好的方式，尤其考虑到他最近有自杀倾向。而且，我得知我的同事，一位精神科大夫正在监督戴维进行药物治疗，我相信这对继续推进戴维的康复有所助益。

第六章

# 亚比该的故事
## 囤积障碍的治疗

当你把几十年来，那些无用的银行对账单、报纸、旧衣服、过期的食物还有其他没什么用的东西都存起来，会发生什么？从什么时候开始，你家走廊从地板到天花板，都堆满了废纸、旧家具和其他没用的东西？或许你发现，你不得不从堆积如山的废物"迷宫"中刨出一条通道或一条羊肠小路，才能够从家里的一个房间走到另一个房间？你成功地挤了过去，却可能在走向卧室的过程中受了伤，结果发现你的床上堆满了衣服和鞋，让你没有一丁点儿容身之地？

　　或许，你走到卧室却发现，门口被成堆用过的肮脏的卫生纸挡住了去路！你养了50多只猫，地上到处是它们的排泄物？再看看，你家里还有腐烂的动物尸体，其数量甚至超过了家里的活物！

　　你见过这种情况吗？或者，你也有可能成为这样的人？囤积障碍（也称囤积症）是一种精神障碍，其特点是有强烈的获得或者保存物品的需要，即使这些物品已经没有用或者令人作呕（比如粪便、垃圾或者死去的宠物等）。

就算你觉得囤积症是一种非常"时髦"的现象也不奇怪。的确，从 20 世纪开始，这种情况越来越频繁地出现，并且朝着一种非常戏剧化的方式演变。

社会因素当然起到了一定的作用，但最新的学术研究大都聚焦在对患者心理特征的分析上，并没有真正考虑到这种情况随时间发生的变化或者患者受到的影响。斯科特·赫林在《囤积者：现代美国文化中的物质偏差》(*The Hoarders*：*Material Deviance in Modern American Culture*) 一书中给我们提供了丰富的资料，从中我们可以追溯到，囤积这种行为也是一种疾病的发展轨迹。

1937 年，"囤积"这个词频繁地出现在科学论文中，其背景是美国当时正在经历的经济大萧条。乔治·福特·史密斯写道："大萧条让囤积和通货膨胀成为人们关注的焦点"。这体现了匮乏与囤积的趋势之间有着直接关联。在这种情况下，囤积意味着对日益艰难的经济形势施加个人控制，试图维持旧时更加稳定的财务体系。

囤积症在被正式确定为一种疾病之前，它曾在几十年间，有着各种各样的名称，包括"克里尔兄弟综合征""慢性无序""垃圾收集综合征""房屋凌乱综合征""病态性收集""杂乱成瘾"等。

这种趋势在疫情期间的表现，是让英国人享有"盛名"的囤积卫生卷纸潮。当人们因为自己的需求无法得到满足而产生危机感时，囤积的本能就会启动。不过对于大多数人来说，当他们不再害怕匮乏时，就会回到老样子，只在需要的时候贮存需要的东西——这种是正常行为，与囤积症或强迫行为是有区别的。

当一个人在心理上或者生理上无法放下对拥有某种物质的执念，就会出现囤积行为。而且，即使这种行为会给他造成伤害或者影响到生存空间，他也不会停止。囤积者对于自己所拥有的物品有着无比强大的执念，以至于很难让他们放下这种执念，也很难让他们放弃这些杂物。对于很多人来说，囤积代表着某个无意识或者隐藏的问题正在被"宣泄"出来。

"宣泄"这个词最初用于参与精神分析治疗的来访者，但现在已经成为形容"坏的"或者"不健康"等行为的常用术语。例如，幼儿在超市发脾气，或你的宠物狗不停地狂叫，这就是典型的"宣泄"行为。在心理动力学治疗中，它表现为被压抑的情感在生活中的有意识行为中浮现。比如，和爱人分手后，你可能会通过强迫性购物来宣泄，从而让自己感觉舒服一点儿。或者，当你身陷痛恨不已的工作又没有勇气辞职的时候，你就会采取行动，在工作中做出一些不太妥当的事情，并因此惹上麻烦，最终导致失业，不得不再去另谋职位。

在许多情况下，我们或多或少都在宣泄，这并不只是患有心理障碍人群的专利。然而，最常见的结果通常是，我们并不会通过宣泄而得到自己想要的，因为我们还有很多其他方式来达到自己的目的，比如爱情、亲情、找到另一份工作、接受心理治疗、坚持自己的梦想，或去寻求适当的帮助。其中最大的绊脚石是我们经历的恐惧，如害怕屈辱，或担心失去自己爱的人。

在治疗中，通过谈话、艺术疗法、心理剧或者正念认知等有益的形式，与来访者进行交流，这与宣泄负面情绪是完全不同的。此外，在治疗过程中，通过构建一个安全并有建设性的形式来表达冲突也是个人发展和自我护理的重要组成部分。

就在我撰写这一章的时候，《每日镜报》刊登了汤姆·戴维森一篇题为"英国最大的囤积者！"的文章。文中讲述了这位囤积者在生命中的最后一年不得不住进了一家小旅店，因为他在自己的房间里已经寸步难移。他囤积出的"大宝库"里有超过6万多件物品，总价值高达400万英镑，所有这些东西都"住"在诺丁汉的一个排屋里。

在这位被称为"英国最大囤积者"的家里，"充满了他毕生收集来的各种物品，从地板一直堆到了天花板"。当地政府相关人员"最终进入他家，发现大多数物品都是 2002 年以来没有拆开过的快递。"

随着他对于空间的需求越来越大，他不得不在自己的囤积生涯中做出应急计划——他租了两个车库、邻居的一小块花园、一个单间公寓以及 24 个超大垃圾桶来储存自己的大量物品。最终，拍卖行找了 8 个人用了 6 周多的时间，花费了 180 个小时才将他的这些包裹、盒子和各种垃圾清理出来，足足装了三辆货车。为了进入他的房子，他们不得不清理出一条路，把盒子一个接一个地挪走，这样才能走到屋子里面。

这些东西被清理出来之后，就被挂出拍卖。拍卖行找了 18 个人来拆分包裹，又拿出三间房来装这些物品，大约 3000 多件物品最终拍卖了 4 天。这些囤积物的估价大概在 60 万到 400 万英镑左右。许多挂出拍卖的物品都是全新的。这位 64 岁突然离世的屋主甚至没有拆开这些包裹。他曾经是一位程序员，但究竟从哪里来的钱，还买了这么多东西，就不得而知了。

＊　＊　＊

根据我的经验，强迫性囤积是在表达一个人的感受，比如抛弃、茫然、愤怒、恐惧、痛苦和羞耻。那些有强迫性囤积经历的人经常会说起他们内在的空虚和失落。当我于 2012 年至

2014 年在英国第四频道观看系列纪录片《隔壁的囤积者》时，也看到了囤积者的房子。当时，我对那些杂物以一种极其戏剧性和象征性的方式被清理出来而感到震惊（这种囤积对其他人来说毫无意义，有时候甚至对囤积者本人也是）。

这些探访让我想起古埃及的法老，他们在生命的最后时刻将自己拥有的重要财产全部带入金字塔，或者藏于墓穴里面的地下密室，这样他们就可以在来世仍拥有这些物品。

我们会对人和物品产生依恋，因为他们（它们）可以满足我们的感知需求。我们认为，如果我们的这些需求能够得到满足，那么我们就会变得更加完整。依恋是棘手的。当我们失去了自由，我们就会有非常情绪化的反应。当我们抓住某些东西不放时，我们便是基于某种希望来做出这些举动。我们希望减肥，希望赶上学习进度，希望完成之前放弃的项目……种种数不胜数的希望。就像是新年立下的那些积极的愿望——我们都知道，大多数愿望还没过完 1 月就会无疾而终！问题是，当希望落空或者没有完成自己的愿望时，我们就会心生罪恶。

依恋和失去是不可分割的——依恋就有可能遭受失去。有一件事是肯定的：每一个人都会经历失去。一些重大的丧失往往都会带来一段时间的沉重、悲伤、苦痛，甚至还有绝望。这将是一段极度沮丧的时刻。

\* \* \*

我第一次遇到囤积行为是在 20 世纪 90 年代初，那时我刚从事心理治疗，而且没有彻底完成培训。我参与的第一次治疗活动是在一个英国国家医疗服务体系的进食障碍小组。我记得，我在一个重新装修过的杂物间兼治疗室里做了好几天，每周都在同一时间同一地点，成为面对来访者"雷打不动的存在"。

为了理解我所说的成为来访者"雷打不动的存在"，就需要理解心理动力学中"客体恒常性"的概念。这是一种源于"客体永久性"的概念（我们在两三岁时就能获得的一种认知技能）。这种理解让我们知道，就算我们不能以某种方式看到或者感受到某些人和物，它们也会持续存在。成年后，客体恒常性让我们相信，即使我们所爱的人不在身边、没有接电话、没有回复我们的信息，甚至对我们感到失望，我们和他们之间的联系也会保持不变。在客体恒常性的情境下，缺席并不等于消失或者遗弃，而是一种暂时的分离。

举例来说，边缘性人格障碍的特点就是缺乏客体恒常性。对于那些没有安全感的人来说，任何距离，即使是短暂且微不足道的距离，也会让他们重温被抛弃、被遣散或者被轻视的痛苦。他们的恐惧可能会让他们采取一些应对生存的行为，比如否认、依附、回避或否定他人，同时也包括通过抨击或者破坏某段关系来避免可能遭遇的拒绝。

如果没有客体恒常性，人们更有可能被视为"部分"而不是"整体"。他们挣扎的方式就像一个孩子试图去理解自己的母亲是一个完整的人，这个人有时候会奖励他们，有时候会让他们感到沮丧。人与人之间的关系可能会显得不可靠、不堪一击，并且过于依赖当下的情绪。

他们对伴侣的看法似乎也在变化，时不时就有些不同的想法，不是好就是坏。

处理患有饮食障碍的来访者让我意识到，缺乏食物或者饥饿的经历，对任何个体来说都是一种很难去应对的情况。我当时发现，最常见的囤积行为就是囤积食物。当你没有吃到足够的食物，你的大脑就会认为食物是匮乏的。当你的大脑意识到食物的匮乏，可能就会得出结论，认为关键的资源是缺乏的。因此，在长期能量不足的情况下，你就会有囤积各种各样物品的欲望。

我在杂物间时期的第一个来访者是一位年轻的女士，她患有暴食症。这种特殊的饮食障碍是厌食与暴食的结合体。长期的症状包括长期禁食，同时使用泻药，紧接着会进入暴食—呕吐的循环：来访者吃下去大量的食物，然后时不时地呕吐，一天可多达 20 到 30 次。这种虐待身体的方式将导致器官损伤、牙釉质损伤以及骨量减少。

患有进食障碍的来访者也会出现囤积食物的情况，但这并不是他们唯一的症状，随之而来的还有其他症状：

- 偷窃或者藏匿食物

- 在短时间内快速进食

- 储存或者贮藏食物

- 如果对食物进行限量，拿走食物或者被迫与他人分享食物，他们就会变得非常情绪化

暴食症中厌食和暴食这两种障碍有着相同的倾向，包括：

- 犹豫不决

- 焦虑

- 抑郁

- 社会因素／功能障碍

- 基因／遗传联系

25 年心理治疗师的工作经历让我发现，许多被我治疗过的进食障碍症患者，他们很可能也患有囤积症。囤积行为和进食障碍通常都与强迫症（OCD）高度相关。可惜，现在人们总是草率地或开玩笑地说出"强迫症"这个词，其实强迫症并不是什么可笑的事。这种经常被误解的病症所具有的思维或者

行为特点，会使患者的日常生活极度艰难。因为强迫症涉及重复性或具有侵入性的想法或者冲动，这种想法和冲动不仅是不必要的，而且会导致患者产生不同程度的焦虑。为了减轻焦虑感，个体就会采取强迫性的行动或者陷入固定的模式。

有关于安全的强迫想法，将导致一个人反复开关数十次自家大门的门锁或汽车的车锁，直到他们觉得自己可以离开家或开车出发。还有一些模式可能是迷恋污垢或者细菌，抑或不断怀疑自己是某个事故的原因而产生的持续想法。

与强迫症相关的强迫和痴迷有时会导致一些人在获得或者丢弃物品时遇到困难。举例来说，强迫症患者可能会担心一旦扔掉某些东西，就会发生不好的事情。还有一些人可能会因为得到或者扔掉某些东西而感到不完整，他们甚至想要保留一些能让自己想起人生中某些特定时期的物品，比如童年时期的所有玩具。

某些情况下，对污染的恐惧会导致一些人拒绝扔掉某些东西或者获取新的物品。由于担心地板上的东西可能遭到污染，强迫症患者会逐渐用本该扔掉的东西铺满地板。一些有污染恐惧的人可能会把商店里所有自己碰过的东西——"被污染过"的东西——都买下来，防止商店里的其他东西遭到污染。

"神奇数字"是另一个公认的会导致过度持有物品的行为模式。有人会觉得自己买任何东西都要按照"神奇数字"的倍数来。

一个人不去删掉旧帖子，因为这样做会让他焦虑到不停地去检查。一些人对自己在断舍离上可能做出错误的决定倍感恐惧，所以干脆什么都不扔反而更轻松。

囤积症患者经常无法断舍离那些他们不再需要的东西，他们总是存着所有东西，生怕某天可能会用得上。

囤积行为在以前通常会和强迫症联系在一起。但现在，《精神障碍诊断与统计手册（第五版）》则进行了明确的划分，一种是与强迫症导致的狂热和强迫（正如前文所述）有关系而产生的各种囤积行为，另一种则被单独诊断为"囤积障碍"。

强迫性囤积的一大难题在于囤积者不认为自己的行为会对自身或者他人造成危险，他们可能不愿意与尝试帮他们解决问题的相关机构接触。但是，他们可能会因为别人对自己囤积的反应而感到明显焦虑或者羞耻。这就导致他们更加与世隔绝，危险也可能随之加剧。比如拒绝联系他人或不让他们进屋，因此修理和维护房屋等工作就无法顺利完成。同理，朋友、亲戚以及一些社会性机构可能也被拒之千里，这又加剧了囤积者的离群索居。

关于强迫性囤积的诱因以及治疗方法有很多理论。对不同个体来说，原因很复杂，情况也各有不同。从我的经验来看，一般是患者童年经历的压力与其他创伤共同诱发了这种情况。此外，目前一些研究也显示，此类症状有较强烈的遗传倾向。话虽如此，但最近有位转诊到我这里的来访者患有强迫性囤积症，其情况的复杂程度还是让我有些措手不及。

\* \* \*

介绍亚比该来我这的是我的一位同行，她在监狱做精神科医生（也被称为法医精神病学，在美国被称为法庭精神病学）。之前亚比该试图在监狱上吊自杀，于是她接受了精神病治疗。这一切都始于她的囤积行为逐渐失去控制——她无法整理并且丢弃物品，家里变得杂乱无章。因为她羞于让别人看到她房间里的状况，于是彻底与社会隔绝。

亚比该的囤积问题要追溯到童年时期。她在精神病学报告中承认，她从小就会将东西藏在床底下，这样所有的东西就不会被扔掉。她还记得自己是一个处在恐惧和焦虑中的小孩。从童年开始，她的囤积症状就时好时坏。

报告中详细描述了她家的情形，有些地方的物品堆到了超过 1.2 米高，所有的房间都无法再按照本来的用途使用，特别是厨房，堆积的杂物多到已经完全没办法使用了。想要去某个房间的某些地方，只能靠杂物中的通道，但这也不是都行得通，因为桌子、椅子、沙发和地板几乎都被东西堆满。亚比该囤积的物品包括报纸、杂志、账单、录像带、衣服、成包的垃圾以及书本。但她最主要的囤货还是从各种慈善机构得到的衣服。

当地的委员会接到了亚比该邻居的投诉，要求清理这所害虫滋生的房子。当委员会的工作人员清理房间的时候，他们在亚比该的卧室发现了两具新生儿的骸骨——这些骸骨"完全完整"，穿着娃娃的衣服和鞋。

这两个胎儿被埋在卧室一角堆成山的垃圾里，就好像有一辆卡车把货物倒在他们身上一样。事后发现，这两具尸体是双胞胎。同事提供的转诊报告中包括警方拍摄的囤积物和死婴的照片证据，让我可以清楚地了解亚比该囤积的体量和严重程度，对她的居住条件也有了明确的认知。警方的报告和法医证据显示，这些胎儿是死胎。亚比该告诉我的同事："这两个孩子是我父亲的，他强奸了我。"

亚比该描述了自己从 6 岁起就开始遭受亲生父亲的性侵犯，这种侵犯一直持续到她 20 多岁，并且逐渐升级为虐待和强奸。直到她的父亲死于心脏病，这一切才停止。亚比该 8 年前搬进这所排屋，当时她 20 岁。从笔记中可以看到，在亚比该出生后几个月，她的母亲就出现了精神问题，包括强迫性囤积、抑郁和严重的焦虑症。显然，亚比该的母亲两次试图自杀未果后就被送到了精神病院，而亚比该幼年的大部分时间则是同自己的外祖母共同生活（她也是一位强迫性囤积者），还有一段时间和父亲一起生活。

亚比该回忆说，幼年时父亲与她们很疏远，也没有给她和母亲提供帮助。她的母亲在精神病院曾多次自杀未遂，最终还是因自杀去世，那一年亚比该6岁。之后，亚比该和外祖母生活在一起，但有段时间则是和父亲以及他的新伴侣共同度过的。

亚比该似乎一直都在努力应对母亲的自杀，并且出现了一些自残行为。这些行为在社工处都能查到记录，他们从她12岁开始就一直在关注她的情况。她沉迷的自残行为包括划伤自己的皮肤和敲打自己的头部。

亚比该13岁时，被送进了当地的一家儿童青少年精神病院，因为外祖母发现她试图用围巾将自己勒死在卧室里。初入院时的心理报告显示，亚比该患有意识改变状态，也就是常说的解离障碍。

对于遭受过创伤的个体而言，解离是唯一可以存在的方式，从而导致自我感知的自然成长和发展变得支离破碎，因为信息被切断了——这些信息包括感觉和记忆。一旦信息被切断，我们情感发展的自然成长和自我认知的感觉都会被切断或者解体。因此，解离代表着从那些生理或者情感体验、记忆、感知和身份中分离出来。解离是为了应对童年创伤而自然产生的一种防御机制，人们通常认为孩子会比成年人更容易出现这种情况。

如果一个孩子遭遇了极端虐待，我们通常会发现这个孩子会在内心退缩，并且从心理上逃避自己遭遇过的事情。这就是这个孩子产生的一种分离防御机制，如果这种情况持续到成年，那么就会形成完整的分离障碍。分离障碍有以下五种：

- 分离性遗忘症。来访者无法回忆起一些重要的个人信息，特别是某些具体的事件，他们会彻底将这件事遗忘。
- 分离性漫游症。在这种情况下，来访者会发现自己出现在某个地方，但他完全不记得自己是如何到达那里的，有时甚至不知道自己是谁。
- 人格解体障碍。如此前所述，来访者与自我、个人感受或者自我体验脱离。
- 分离性身份障碍。这种情况下的来访者会存在两个或者更多的人格附体体验，这种状况也可以被认为是多重人格障碍。
- 未特定的分离障碍（DDNOS）。当来访者出现的症状未能符合任何一个明显的标准，或尚不能给出全面的诊断时，我们适用于此项情形。

需要记住的是，这些分离障碍有着共性症状，包括健忘、人格解体、现实解体、身份混淆以及身份认同改变。

当时治疗亚比该的心理学家指出，她将这些改变状态描述为置于自己的身体之外、与其他人以及自己的行为脱节。还有明确的记录显示，亚比该还遭受了来自亲生父亲以及他后来伴侣的乱伦强奸。

遭受性侵的来访者往往倾向于以象征性的方式来表达自己在情感和生理方面遭受的侵犯。很多情境下，他们会通过行动、言语或者比喻来表达自己的遭遇，包括他们身体的感觉以及每日生活中的一些重复模式。

有件很重要的事，儿童受到侵犯以及伴随而来的心理创伤，就是对弱者的一种折磨。处于创伤经历中的年轻人面对施暴者压倒性的力量，会变得无力且无助。这种巨大的无助感和个人非常有限的应对能力会让这个孩子不得不通过"分离"来保护自己，它会让一个年轻人暂时或者至少从情感上与创伤经历保持距离。

不幸的是，亚比该在 16 岁时曾有过一次严重的自杀企图，因此她被当地的一所医院收治，在精神病房受到长达两个月的密切监控。笔记中描述，尽管她身处相对安全的精神病房，但仍偷偷积攒了大量的药物并过量服用，同时还持续进行自残行为，用一把偷来的金属叉子弄伤了自己的腿和肚子。

　　创伤最具破坏性和痛苦的部分是，我们会陷入根深蒂固的、习惯性的自证循环，这种循环基于一个错误的信念，那就是："正是因为我，才导致了我的痛苦。"如果你相信这是自己性格的一部分，你就很容易相信自己对这一切无能为力。如果你性格内敛害羞，你会想这就是你最根本的样子。在没有任何其他参考的情况下，受到侵犯的人会很容易地认为这就是他们应该处的位置，是他们的命运。

　　警方的法医报告指出，亚比该的邻居在问询中都给出了一致的答案：亚比该很不合群。他们还发现，随着时间的推移，亚比该变得愈加孤僻，也越来越邋遢脏乱。最终，亚比该不再跟任何邻居讲话，偶尔还会醉倒在大门外。她的邻居对于胎儿骸骨的发现也很震惊，因为她一直独居，他们甚至不知道她曾经怀过孩子。但是邻居也证实，他们注意到亚比该的家人偶尔会来探访她。

　　让我最吃惊的是亚比该竟然要求见我，并且希望转诊到我里这接受治疗，因为她几年前曾经与我有过一面之缘。我记得那段时间我正在一个保障儿童青少年安全小组工作，当时我正在指导一个青少年自残和进食障碍课题的小组工作，我想她应该是其中一员。

　　可惜，我对她只有一些比较模糊的印象，因为这是个心理教育小组，不是一对一的模式。这个小组本身是以教育为目的，所以我无法像在个人治疗中那样对每个人都有很深入的了解。不过我还是很希望能再次见到她，了解导致亚比该现状的那些悲惨情况，当然也想了解她为何会住在一个满是垃圾和老鼠的小屋，在成堆的垃圾之下还埋着两具胎儿的尸骨。

\* \* \*

现在，亚比该将要出狱了。我给她提出的一个要求是，她在出狱后需要参加心理健康小组，并且接受关于精神状态和囤积强迫症的心理学帮助。

也就是这个时候，亚比该要求见我，她正在努力，准备一年后出狱。

那是三月的一天，临近正午，英国的天气变化无常，在我去见亚比该的路上下起了一场大雪。

这座监狱给我的第一印象是，它的围墙更像是在保护一座城堡，而不是一座监狱。这座建筑坐落在一个拥挤的郊区，被夹在一个狭窄的角落。经过若干个检查点，我来到了访客区。我在想自己是否能够认出亚比该。这么多年过去了，我只有模糊的记忆，不太确定是否可以一眼认出她。

我还记得自己对负责访客大楼的官员说，这个地方多么破旧和压抑。油漆看起来已经褪色，秘书坐在生锈的文件柜旁，满脸写着"别惹我"。一位监狱工作人员接待了我，多年严苛的工作让他的脸庞越发粗犷。他伸出手说："我一直在等你。下着那么大雪，外面天气怎么样？"

"挺糟糕的，车都停了，我很担心返程回家要花太长的时间。"我对他说。

他歪嘴冲我笑笑："我宁愿在外头晃悠，也比整天在这里待着强。"

我们都笑了。

"好了，先生，您跟我往这边走。"他带我去了一个看上去像是审讯室的地方，指了一把有污渍和凹痕的塑料椅子。

"你有一个小时的时间和亚比该会面。就在这里等，她很快就会被带来。"

实际上，大约过了大概一个小时，才有另一个狱警走进房间，期间我看了十几次表。我很担心外面的天气，从一个高高的小窗户往外看，雪越下越大了。

后来的这位警官比之前的那位矮很多，他走路很慢很轻。他为没有及时把亚比该带来向我道歉，但是没有说明原因。他问我是不是要喝点儿什么，我说："谢谢，请给我一杯水就行。"

然后他就消失了。我记得，我等待的时候有一种压迫感。除了远处的噪音，周围的一切都很安静，我几乎可以听到自己的心跳声。这座监狱影响到了我，四周的墙壁似乎在向我逼近。我坐着，看雪花飘落，思考回家的路。这趟与亚比该会面的行程显然要比预期花费更长的时间。我回家的时间会晚很多，当然前提是我能顺利回到家。外面的雪几乎已经是白茫茫一片。

一阵优雅的敲门声后，这位狱警回来了，这次亚比该也跟着他。这位年轻的女士走进房间，冲我笑笑。狱警让亚比该坐下。她走到了桌子的另一边，坐在了我对面的塑料椅子上。"我看到你往窗外看。外面在下雪，天气很糟糕吗？"她问我。

"对，确实挺糟糕的。开车过来挺麻烦的，我估计回家的路也不会好走。"我面带安抚地冲她笑了一下。亚比该看起来有点儿紧张，我能看到她的脑门上有一些汗珠。

"很高兴再次见到你，亚比该，特别是我们这么长时间没有见面。我看了你的文件，是你的心理医生发给我的。我还记得上次我们见面，不过我得说，我记得不是很清楚了。"

虽然我试图用开场白来缓解气氛，但是亚比该看上去还是非常紧张。我又给了她一些时间来放松，让她回答了一些问题，接着就进入到介绍环节。我们讨论了一下将如何与她一起展开治疗。

"首先，亚比该，"我说，"我们会看看你在童年时期和成年后都经历过哪些创伤。我们会探究这些创伤经历如何影响了你的情绪、你的人际关系以及你的行为举止。这将帮到你，也会成为你从充满挑战的生活中恢复过来的第一步。"

亚比该看起来有点儿困惑。她就像在学校一样举起手。

"有什么地方你没听懂吗？"我问。

亚比该点点头："什么是创伤？"

"创伤可以是发生在你身上的一件事，也可以是一系列的事情，比如性侵和虐待，让你感觉到无助和恐惧。"

"就像小时候我爸爸做的？那就是创伤？"亚比该问。

"对，没错，亚比该。一个孩子如果遭到一个原本应该起到监护责任的成年人的侵犯，那他就是遭受了创伤。这种侵犯会让这个孩子感到羞耻和尴尬，他通常会觉得这是自己的错，但实际上永远都不是他的错。"我大声说道。

"我懂了，"亚比该说，"这也会对解决我的囤积问题有帮助吗？"

我笑了："这就是我们的目标，亚比该。这应该也能帮到你，解决你的囤积问题。我会使用一种复合的疗法，也就是认知行为疗法和心理动力学疗法。"

亚比该："哇哦，它们是什么？"

我说："亚比该，第一种治疗方式叫作认知行为疗法，简称为 CBT，它与你如何看待人生中的这些经历背后所蕴含的意义有关。我们总是会对周围发生的事情进行解读，并且形成对各种遭遇的观点和看法。这些观点影响了我们究竟如何看待这个世界。有时我们的想法会让我们感到痛苦，导致我们采取无益的行事方式。我会帮助你审视你的观点，并且去理解它们都代表着什么。"

亚比该眼睛都不眨地盯着我。她点点头。

我继续说："我将结合认知行为疗法使用另一种疗法，即心理动力学疗法。这种治疗方式将帮助你了解自己情绪、想法以及观念中所蕴含的模式，看看你为什么会做这样的事。我们通常发现，这些模式始于一个人的童年时期，因为心理动力学理论认为人们早年的经历会影响到其心理的发展以及成年后的情况。心理动力学疗法可以帮助我们找到构成你的一块块拼图碎片，而你之后就可以以另一种方式将这些碎片重新组合，让你对于'我是谁'有着更加实用和积极的理解。"

亚比该面带困惑，微微一笑："好的，我不知道我能否全部理解，不过我相信你。"

我也冲着她笑笑："那太好了，亚比该，别担心，在治疗的过程中，如果感到困惑我会一遍一遍给你解释清楚。但是亚比该，请告诉我，为什么你决定见我？"

之后亚比该向我讲述了原因。听到她的声音，我的直觉就是她的内心非常痛苦和悲伤。她从为什么要求见我讲起。

"我有几个理由想要见你。我记得 16 岁时在一个小组治疗中见过你，那时我正患有神经性厌食症。因为那是个小组活动，所以我从来没有机会和你说话。我很想找你聊聊，但我太害怕了。我记得你当时进行了三次活动，每次活动后我都想鼓起勇气找你聊聊，但我太害羞了。"她自嘲地笑了笑，看上去并不开心，更多是因为尴尬。

我对她笑笑："是的，对不起，亚比该。当时儿童和青少年小组只派我去了三周，以小组的形式帮助你们。不知你还记不记得，在那里我们聊到了自残和进食障碍，但我确实没有办法和任何一个人单独聊。"

她点点头，看着我。

"问题是……"她说着低下了头。她手握拳攥着自己的袖子，我注意到她的指甲几乎都被咬断了。

她抬头看了我一眼，说："让我向其他人敞开心扉确实太难了，即使是和朋友或者家人也是如此。但我需要向其他人倾诉，他们可以听我说、陪着我，而且不会评判我。我一直觉得你应该是那个人。"她耸耸肩，"但是我一直没有这样的机会，直到这次我请求你来。"

她看起来对于自己的要求被满足感到有些诧异。这是一个很重要的时刻。亚比该决定信任我，她对我说的话以及随后的发展，都离不开这种初步的联结。

"继续。"我轻轻地说。

亚比该又一次低下头看着自己的手："你知道我被侵犯过，

对吧？"

"是的，我知道，亚比该，我看过你的档案。"

"你也知道胎儿的事儿对吧？"

我点点头。

"而且，我爸爸总是在身体上触碰我，你知道我什么意思吧？"

"是的，我知道。"我回答。

"太可怕了！"亚比该说。她的脸微微扭曲，然后又一次耸了耸肩。

"我后来就习惯了，甚至当他开始强奸我的时候，我都没有感到震惊，因为他之前所做的一切，都让这件事变得不足为奇。总之，妈妈走后，他也不用担心会被她发现。之后，跟他约会的那个女人也参与进来，情况变得更糟糕了。我觉得很奇怪，因为我以为女人是不会做这种事的。"

"我爸爸还加入了一个摩托党帮派，其中有些男人总在我家附近晃悠。我以前会藏在卧室，尽量离他们远一点。但是有一天晚上，爸爸把其中一个人带进了我的卧室。我还记得那个男人说：'她真是个骨瘦如柴的小东西！'我记得爸爸笑了，她把我从床上拉起来，说：'白吃可没得选！'然后，那个男人开始脱裤子。"

亚比该停了一会，不再说话，而是闭上了眼睛。我能看到她的眼球在眼皮后面轻轻颤动，我很确定，她应该是在回忆那个可怕的夜晚，就像过电影一样。

亚比该清了清嗓子，好像是在把眼泪咽回去。"嗯，他是第一个，但在他之后还有八个人，算上我爸爸是九个。我努力闭上眼睛，我不想看到他们的脸。我能闻到他们呼出的酒气，他们大多有体臭，还会小便。每次结束以后，当他们离开时，我以为爸爸会进来看看我是不是还好，或者会说点儿什么，但是他什么都没做。"

亚比该又陷入沉默，做了几个深呼吸。

"大概三四个月之后，我发现我怀孕了。我知道这个孩子是我爸爸的，或是他那些朋友的。我知道这一切都是错误的！所以，我没有告诉任何人，爸爸应该也没有发现，然后他就因心脏病发作死了，他的女朋友也跑路了，连声招呼都没打！"

亚比该颤抖着声音发出一声长叹。

"总之，到了要生孩子的时候，我正在家里。我真的吓坏了，特别是当我发现竟然是双胞胎的时候。这两个孩子刚生出来就不太对劲，我发现他们是死胎。有意思的是，虽然我对孩子的死感到很抱歉，但是我也很庆幸，因为我不知道我可以做点儿什么，更不知道未来如何抚养他们。这两个孩子都是女孩，我觉得他们死了也好，总比活着经历我所经历的这一切要幸运。"

亚比该压低声音。

"我给她们穿了布娃娃穿的衣服。我给她们穿好衣服、鞋子，我本来想把她们带出去找个地方埋了，但是我家没有花园，我也不知道从哪能搞来一把铁锹去挖坑。"

这是一个令人绝望的悲剧，我对亚比该感到深深的同情。她是一个很瘦小的女孩，头发灰白，整个人处在一种颓丧的氛围里。她曾因多次在超市行窃而入狱；至于孩子，因为生下来是死胎，所以让她免于刑罚。我发现让这个年轻女性克服内在严重的创伤，以及改掉囤积的习惯，这会是一个非常艰难的过程，但只有这样，她才能够逐渐活得像一个正常人。

\* \* \*

不幸的是，亚比该遭受的侵犯并不是个案，它也发生在其他一些人身上——无论性别、种族、年龄、文化、宗教信仰、社会经济地位以及性取向。性侵创伤是许多心理问题产生的根源，包括抑郁、焦虑、自卑、虐待行为、社交方面的问题、与性或者食物有关的问题、药物或性成瘾问题等。

其中一些问题在某种程度上被隐藏得很好。比如，有些人感到抑郁，却依然装出一副勇敢的样子，给他人一种平淡快乐的错觉。但强迫性囤积者则不同，他们制造出实打实的混乱，对他人来说非常显而易见和"响亮"（我称之为"视觉噪音"），甚至不太可能隐藏和掩饰。困难在于，强迫式囤积发生在紧闭的房门之后，就像我们在电视节目中看到的那样，相当长一段时间内，外界都看不到发生在屋里的事情，直到某些严峻的事情发生。正如亚比该这个案例，直到她被送入监狱，当地机构应召上门清理她的房间时，才发现了这一切。

在人们固有印象中，最常见的囤积行为就是在房间里养了很多只猫的"猫女士"。通常人们也会觉得囤积者都很邋遢脏乱，日子过得一塌糊涂。事实上，目前尚没有证据表明囤积者就一定是脏乱或者不爱干净的。更出人意料的是，儿童和青少年也可以是囤积者，但他们往往被忽视了，因为父母会掌控他们身处的环境和参与的活动，或者把他们一些低级的收集行为仅仅当作某个"阶段"必然的经历。

时隔多年，我与亚比该再次会面的初衷是，希望她能在出狱后回来见我并继续心理治疗。任何治疗关系的发展都是以信任作为基础的，但是信任对于不同的人来说意义也有所不同。虽然作为心理治疗师要让来访者信赖，但是帮助来访者这件事并没有人们想得那么简单。

我发现在保持信任这件事上，最重要的一个因素就是让来访者有权做他们自己。

基于这点，我们有必要提及心理治疗行业的特殊性，它致力于达成两个基本过程：

- 帮助来访者度过正常的生活过渡期，不仅局限于在他经历灾难性事件或精神失常的时候
- 与来访者一起努力实现预防

与亚比该的下一次会面约在我的咨询室。出狱后，她可以回到自己的房子，房屋已经被当地机构清理过。

治疗囤积障碍远比简单地清理某个人的房子或者扔掉堆积如山的物品要复杂得多。如果潜在的问题没有得到妥善处理，囤积者就会重新开始囤积新的东西，并很快把清理过的地方再次填满。电视及其他大众传媒已将囤积障碍作为公众的焦点，希望能够进行更多的研究，探寻此类行为所蕴含的潜在原因。

这也是我同意参加电视节目《隔壁的囤积者》的主要原因之一。从节目中我们可以看到，囤积症状成为保护囤积者自己和个人感受的一种壁垒。囤积代表着囤积者很难放弃的某些应对方式。强迫性囤积者不愿意承认现实，他们通常会拒绝治疗，因此强迫性囤积会成为严重的疾病，对囤积者的心灵、身体和精神造成很大伤害。

我们都在自己的故事中生活。随着囤积者情绪和生理上杂乱程度的加剧，他们的身份也变得更加复杂，他们对物品的"珍贵性"和过度依恋也在增加。囤积综合征与囤积者大龄、

焦虑、适应能力有限以及对该疾病缺乏洞察力有关，它常常伴随着囤积者的社交功能障碍、功能障碍、功能恢复受损、死亡风险增加、严重的精神病理学（如焦虑和抑郁）和生活质量下降。

囤积者的其他特征还包括完美主义、优柔寡断和拖延症。它与强迫症（OCD）、强迫型人格障碍（OCPD）以及其他一些心理障碍（如情绪障碍、精神分裂症、痴呆、进食障碍、智力迟钝）有关。在《精神障碍诊断与统计手册（第五版）》中，强迫性囤积已被正式认定为一种疾病。

像许多人一样，我也会收集各种物品（就我而言，是书籍）。收集是一种自然的人类活动，一些进化心理学家认为，在人类过去的历史中，它可能具有进化优势（例如，在严重匮乏的时期，囤积是适应性的，它提高了人类成功繁衍和生存的概率）。然而，对于少数人来说，收集和囤积可能会变得过度和病态。

亚比该出狱后，的确来我的咨询室见我了。她一坐下就说："我现在没有囤积东西，真的！"

事实上这是她的开场白，她非常真诚地对我说了这句话，但我很确定，她肯定又开始囤积了。我知道当地机构清理了她的房子，但是现在她住了回去，显然问题还在继续。

我问亚比该最近怎么样，她耸耸肩："我觉得还行吧。办理救济金费了点儿时间，但是现在都搞定了。"

我问她："你小时候，父母会去领救济金吗？"

亚比该干笑了一下："可能会吧。不过不管他们有多少钱，他们都会花在烟和酒上。当然，我爸还会花钱在他的摩托车和装备上。我还记得有一次，我想让他再买一条毯子，因为冬天太冷了，我根本睡不着，但他肯定不会给我买的。"

"他开始侵犯你的时候，你多大年纪，亚比该？"我轻轻地问。

"不知道。可能 8 岁？事实上，就是那次我管他要毯子，他说他可以让我暖和起来。一开始我还觉得这是个好事，直到他开始用他粗壮的手指头进入我的身体，很疼。"

\* \* \*

当受害者谈及性侵时，他们可能会经历各种各样的情绪。他们可能会感到遭受侵犯的恐惧和痛苦，他们也会有负罪感，因为他们认为自己本可以用不同的方式来处理这些事。他们这种强烈的混杂的情绪不应该被弃之不理，而是应该得到关照和诊察。

事实证明，心理动力学疗法在治疗因性侵而产生创伤的来访者的领域是有效的。因此，我把心理动力学疗法中一些明显的特点作为治疗的重点。

这些特点包括：谈论过去的经历、识别反复出现的主题和模式，以及对避免过去和当前经历方面的探索性尝试。"遵循红线"鼓励治疗师专注于治疗过程中出现的想法和情绪，而不是被琐碎的问题和情况分散注意力。

要做到这一点，我们作为治疗师必须要有同理心，不加评判，倾听来访者的不适，并与他们共情，这样才可以为谈话提供一个舒适的环境。

然而，对临床原则有深刻的理解大有益处。处理遭受性侵的来访者所运用的方法与传统的治疗方法有很大的不同。心理治疗专业的学生如果在性暴力和性侵方面没有被带教和监督的临床经验，将无法用合适的方法为遭受过性创伤的来访者提供有效建议。临床培训生会发现，如果没有接受足够的训练，他们就很难与来访者发展治疗关系并提出治疗方案，也很难与来访者保持正确的专业边界。

研究表明，为遭受性侵的来访者提供咨询的治疗师会面临经历替代性创伤的风险。治疗师在工作中聆听来访者的创伤故事，成为他们所经历的痛苦、恐惧、恐怖等情绪的见证者，而替代性创伤正是这些情感暴露后的残余。它会影响一个治疗师的专业表现和运作，也会导致他们判断失误，犯下错误。因此，建议对心理健康从业人员进行继续教育，进一步接受与性侵、性侵迷思、性侵导致的创伤后应激障碍以及性侵犯者有关的教育培训。

＊　＊　＊

"你还记得自己曾经第一次开始囤积东西是什么时候吗？"

"可能是我十岁的时候。那时候大街上有很多垃圾。有一天，我在商店旁的路上走，看到一个易拉罐上的拉环躺在地上。太阳光照在上面，看起来金灿灿的。我把它捡起来，那次应该就是开始。我把自己找到的小东西都放在一起，装在一个手提包里。我喜欢听摇晃这个包时发出的声音。如果我把包里的东西都放在窗台上，太阳出来时，它们就会发出耀眼的光芒。这些东西让我觉得我拥有了一些真正的宝藏，未来的某一天，我就可以买一张车票，离我爸爸远远的。"

"侵犯还在继续吗？"我问。

"是的，那段时间就是你们所谓的'狩猎期'——只要他想，就会随时强奸我。他想办法让我给他口交，我告诉他我会把它咬掉。"她窃笑，"然后他说，如果我敢这样做，他就把我的牙齿都打掉，可是他从来没有成功逼我就范。"

"你告诉过我，和他同居的那个女人也会加入进来？"

"是的，"亚比该看起来若有所思，"的确，就像我说的，我不知道女人也会做这样的事。他们会让我看着他们做，那真的很可怕。他俩都像肥猪一样，看起来也像。他们这么虐待着我，我从来没有过任何平静的时刻，直到他死了。"

　　第一次治疗后，我发现我需要到亚比该家里去看看她的情况以及囤积的程度。家访对医疗专业人士来说并不罕见，特别是当你在社区心理健康团队中工作时，或者你是社区精神病护士或心理健康从业人员。

　　此外，在某些情况下，咨询室之外的心理干预更加有效，比如治疗恐怖症。例如，在一个开放的空间与有广场恐怖症的来访者见面，与患有飞行恐怖症的来访者共同乘坐飞机，作为治疗的最后一步。 为了帮助来访者应对复杂悲伤的情绪，应他们要求，可以陪他们一起去参加葬礼，因为显然他们不会自己一个人去。

　　访问囤积者的房间给了我一个机会，让我有机会更加深入地了解这个人的囤积地盘。我能够观察他家里的杂物，从而获得关于其整理、卫生状况以及任何潜在风险的一手资料。相较于诊所的治疗，去囤积者住处进行家访可以暴露出大量的信息，这种治疗中的边界跨越是精心设计的治疗计划，可以提升治疗效果。

　　我们约好去亚比该家看她。我出现在她家时，心一下子就沉下去了。只透过窗户看一眼，我就知道她的情况很糟糕。虽然当地机构已经进行过清理，但是她又回到了之前的那种囤积行为中。

　　亚比该看到我很兴奋，她带我穿过堆满手提袋的走廊，袋子里都是空的易拉罐。来到客厅，我看到打包整齐的一包包报纸，顺着墙排开，完全吞没了沙发。亚比该在不知不觉中做了很有效的隔音措施，因此房间里有一种奇怪的安静。

两把破椅子和一张摇摇晃晃的桌子占据了窗边的空间，但从坐垫的凹痕来看，就在我来之前，这把椅子或许还堆满了亚比该积攒的杂物。亚比该把一包满满当当的茶点饼干都倒在了一个破裂的盘子上，用一个看上去不太干净的马克杯给我倒了一杯茶。我接过来坐下。

治疗囤积症并不容易，因为很多人并没有意识到囤积的危害，也不认为自己需要接受治疗。如果这些物品或者动物给他们提供了慰藉，那情况更是如此。当囤积者的物品或动物被拿走时，他们往往会做出愤怒的反应，还会迅速收集更多的东西满足自己的情感需求。所以，看到亚比该的房子重新囤满了物品，我并不感到惊讶。

再次需要说明的是，区分杂乱和囤积也很重要。囤积是指积累大量的物品，这些物品一般没什么价值（比如番茄酱包、报纸）。因为让囤积者扔东西是一件异常困难的事情，所以他们不会扔。结果就是，物品以非常危险的形式越积越多，他们经常会找不到东西，也不会打扫卫生，原因很简单：他们的东西多到无法打扫或者很难打扫。最终，他们发现自己的人际关系和职业关系都受到了影响。

囤积者将情感依附在物品之上。通过让他们讲述某些特定物品的重要性，我们可以帮助他们发现他们记忆中的情感依恋到底是什么，而不仅是物体本身。因此，我最初的问题与亚比该的囤积行为是高度相关的。

"亚比该，为什么这些物品对你来说很重要？"我问道，挥手指了一下屋里的物品。

亚比该看上去有点儿尴尬："我一直收集报纸。我从来不买，但我会从垃圾桶里捡一些。如果地铁站售票处的人没注意的话，我也会从那里拿些新报纸。你知道《地铁报》吗？他们会给坐火车的人免费发放。"

"我知道《地铁报》，"我告诉她，"但你收集它们是为了什么？"

"我喜欢看上面的故事，"她狡黠地笑了笑，"看看是否有其他家伙比我更惨！"

"你全都看了吗？"我问。

"没有，我看东西没那么快，所以我把它们都留着！"她的声音里有一种希望，希望我能把她的这个说法看作她的所作所为的合理解释。

"那些铁罐子呢？"

亚比该咬着嘴唇："嗯，我觉得留着他们挺好的，有这么多不同的颜色和类型。这些是易拉罐的拉环，我从小就喜欢它们，它们是我的宝贝。"

亚比该囤积了各种各样的物品，包括衣服、书籍、小雕像、家具、厨具和文件。描述这些物品时，她回忆了不同物品给她带来的属于某个时间或者某个人的个人和情感回忆。她还说，每当自己感到孤独或空虚时，她就会去购物。亚比该说，有些物品似乎会给她带来强烈的焦虑和其他负面情绪。当我问她都是哪些东西的时候，她指了指一些旧衣服，比如童年时的一条红裙子，那个时候她正遭受着来自亲生父亲的侵害。

作为一项练习，我要求她为我们的下次治疗收集一些带有情感色彩的物品，因为我想去探究与她的创伤相关的那些记忆和情感，也想谈一谈我们还没有充分谈论的话题：双胞胎女孩的出生。

\* \* \*

这之后的一次约见是在我的咨询室。看着她从大街上走过来，我才发现她是那么的年轻。我知道，她只有 28 岁，但是看起来像个孩子。

亚比该很高兴能够再次回到咨询室。

"我要在这个沙发上躺下来吗？"她笑着问。

"你想躺就躺，坐在椅子上也行。"我说。

她在椅子上坐下，摸着椅子的扶手，期待地看着我："这椅子真好！”

“谢谢你，亚比该。我们可以聊聊你的过去吗？”

“嗯，是得聊聊。”亚比该边说边耸了耸肩。

“好，那你是什么时候发现自己怀孕的？”

她摇了摇头。“我的例假经常推迟，所以偶尔有几次没来也不觉得有什么奇怪。大概就这样过了三四个月。有意思的是，我根本没感觉自己有什么异常，直到那天晚上。”

亚比该把手放在嘴边开始啃指甲，她的指甲非常短，还有点儿发红。

“我 20 岁就搬进了自己的房子，但这都没有阻止我爸来我家。只要他想，他就会来强奸我。”

亚比该深深地皱着眉头。“总之，那天晚上我感觉肚子有点儿疼，所以就早早上床了。当时我肯定睡着了。我做了一个噩梦，感觉特别疼。当我彻底醒来时，我以为自己尿床了。但是当我打开灯，我看到了血，好多好多血，而在这摊血的中间有两个小胎儿。他们真的很小，看起来有点儿像外星人。不管怎么说，我当时是真的吓坏了。”

亚比该更加用力地啃着自己的指甲，我看到她已经啃流血了。

在沉默的几分钟里，我发现她像上次一样，眼睛在眼皮里飞快地转动，她正在回忆自己描述的场景。

"我说过，虽然我爸当时还没死，但那时我是独自住在公寓里的。我在房间角落里坐了很长时间，一个人坐着，我觉得我要死了——我流了很多很多血！"

亚比该看我的眼神，就好像她觉得我可能不相信她说的话。

"我相信肯定有很多血，亚比该，肯定非常吓人。"我说。

"是的！然后我就开始想该做些什么，我应该对这两个孩子做点儿什么。"她看了我一眼。

"后来，等到不再流血时，我简单地清理了一下胎儿，然后就把他们放在了一个装娃娃的盒子里。这个盒子是我从垃圾桶里捡的，里面本来装了两个坏掉的布娃娃，我给两个胎儿穿的衣服就是这两个布娃娃身上的，你知道吗？"

我点点头。

亚比该长长地叹了口气，声音颤抖。

"我说过，我给她们穿上了布娃娃的衣服，我想过把她们带到外面埋掉，但我家没有花园，而且我也不知道到哪里找到铲子来挖坑。我给她们念了一小段话，像诗歌或祷词一样的话，并向她们告别。我告诉她们，她们离开这个世界会更好。确实如此。"

说着她又开始啃指甲。

"我接着把盒子放在房间角落里的一块毯子上，在上面堆

200

满了垃圾。我的公寓里总是堆满了东西，所以多了这一堆也没有什么区别。当她们的尸体腐烂时，非常臭，但我房子里一直都很臭，所以我想只是多了另一种臭味罢了。"

她大声嗍了嗍自己的手指头，大概是为了弄掉咬指甲时流出的血。

\* \* \*

"你有没有告诉过别人发生了什么？"

"没有，我什么都没说，直到警察发现死胎时，他们问我，我才说出来。"

"这些年来，你有没有经常回想这件事？"我问道。

亚比该看起来若有所思。"是的，我会时不时地想起这件事，特别是当我在报纸上读到关于婴儿的新闻，或是有时我看到婴儿车里的小孩，虽然那些孩子看起来和我的双胞胎完全不一样。就像我说的，我的两个孩子当时看起来有点儿像外星人，我甚至给她们取了名字。"她冲我害羞地笑笑，好像她觉得自己在说什么傻话。

"起名字了？"我问，"什么名字？"

"朵拉和劳拉。我小时候一直喜欢《探险家朵拉》，然后劳拉这个名字和朵拉押韵，所以我认为这两个名字很好，因为她们是双胞胎。"

她再次瞥了我一眼看我的反应。我对她笑了笑。

"这两个名字确实很好。"我说。

＊　＊　＊

新南威尔士大学的杰茜卡·格里沙姆（Jessica Grisham）教授发现，囤积行为与创伤性事件之间的联系，比如失去配偶或孩子，对于那些表现出迟发性囤积症状的个体尤为重要，特别是此类症状在事件发生时或之后不久才首次出现的人。囤积东西填补了创伤留下的情感空洞，使个体可以避免应对痛苦。随后，丢弃这些物品可能会引发囤积者的高度焦虑，特别是有人在未经囤积者允许的情况下将这些物品处理掉。

在讨论囤积行为时，许多囤积者描述了自己在获得新物品时的"冲动"，尤其是在物品免费或打折的情况下。当被朋友或家人质疑时，他们会不遗余力地去证明自己购买的理由。

现在摆在我面前的挑战，是要找到一种方法来帮助一个有太多不同问题的年轻女性。我很同情亚比该，毫无疑问，她所遭受的一切相比于她本该有的人生不幸太多。为了让她的人生不再继续遭受破坏和伤害，我们必须去解决囤积的问题。

在亚比该的案例中，我曾经尝试过使用心理动力学疗法和认知行为疗法，但收效甚微。现在，我该怎么办？

实际上，最后答案来自亚比该囤积的物品之一：一份《地铁报》。亚比该当时趁着站务员看向别处的时候，从地铁站拿走了这份报纸。就在这份报纸上，一个曾经遭受过侵犯的女孩正在庆祝她新书的出版。在一次治疗中，亚比该嗫嚅地给我念了这个故事。

"她第一次被侵犯的时候才 6 岁！她 11 岁和 13 岁的时候，两次怀孕！"她的声音里流露出难以置信的语气。

"这个故事让你觉得很出乎意料，是吗，亚比该？"我问她。

"太对了！"她说，眼睛里闪烁着兴奋。"我从来没有意识到，还有其他人也经历过跟我一样的痛苦！但这个女孩就这么放下了，还写了一本书！"她边说边摇头，"你觉得我能不能联系上她？"

"我不知道，不过值得试试。"我冲她笑了，这就是我一直期待的突破口。亚比该显然把自己和这个年轻女孩的故事联系在了一起，因为她们有许多相同的经历。

我经常想，心理治疗不仅是一种谈话疗法，也是一种讲述疗法。当来访者能够与文字产生联系，同时能够与他们自己的叙述或者故事关联起来时，就会成为一个顿悟的时刻。自古以来，文学一直是人类集体思维的宝库，也是我们现在所说的治疗的来源。

我和亚比该的会面持续了 12 个月。在她受审时，法院资助了她的治疗疗程。在她读了与那个女孩的文章后，亚比该在理解和处理囤积行为方面确实取得了进步，虽然进展缓慢。委员会承诺将密切关注亚比该的情况，以免太过失控，亚比该也被转入了英国国家医疗服务体系继续接受治疗。

在我们最后一次咨询的时候，亚比该告诉我，她还是会突然想起过去，想起分娩胎儿的那个晚上，也包括父亲和他的朋友对她的虐待。如果说，我希望能找到一个神奇的方法，能快速治愈一个人，那我希望这个人就是亚比该。可现实是，心理治疗是一场马拉松，而非短跑。而且，治疗往往像一座由无数碎片连接而成的脆弱的大厦，只要有一个碎片被打乱，整个楼就会坍塌。

\* \* \*

囤积者往往会成为众人的笑料。说到囤积障碍，人们的脑海中会浮现出典型的"猫女"形象，她们的生活通常被杂物和猫咪（包括死的和活的猫咪）所包围。但是，如果了解到导致其囤积行为的痛苦和前兆，我们就会发现，这种具有强大破坏性的状况根本不好笑。

以前这种状况基本上都被大家忽视了，但是现在对囤积的研究给我们带来了希望，我们可以通过心理治疗为那些囤积症患者提供一些帮助。

# 后记

大多数第一次与我见面的来访者，都会有一个关于心理治疗师的刻板印象。他们在电视里或者电影里看到，治疗师总是会坐在一个人对面问："这让你感觉如何？"

治疗师在恰当的时机询问来访者的感受，会给治疗带来突破，也能识别出来访者难以表达和控制的情感模式。当然，治疗师有很多种方式去询问来访者的感受，以便让他们与自己的情感进行联结。

举例来说，你可以问来访者："你对此有何感觉？"（这将确定讨论的主题，对来访者是有意义的。）你也可以问："具体是哪种感觉？"（如果来访者不确定发生了什么，或者为什么会产生这样的感觉。）如果我想引入其他人的视角，甚至可以问："其他人在那一刻可能会有什么感觉？"或者"你的伴侣／朋友对你做的这件事有什么感觉？"

越过我们的防线，进入我们不理解、不知道或者可能不太愿意承认的那部分"自己"，是一件复杂且可怕的事。讲述和表达自己的真实感受需要信任和时间。这就是我在所有的案例中试图去传达的：如何通过理解和表达情绪来管理自己的情绪？

我还想说的是，所有案例都有个共同标准，那就是构建可靠而稳定的治疗关系。这是一种非常特别的关系，寻求治疗的来访者会通过这种关系了解自己。作为来访者，你会讲述发生的事情，探究你的回应和感受，然后基于自己的洞察行事，之后会到达一个节点。你会问自己："我是想像以前那样思考、感受并做出反应，还是想找到一种新的生活方式？"

通过谈话的力量，你能够更加充分地表达自己，从而改变你的人生。在我们分享真相的时候，这里所说的"谈话的力量"，让我们从意识上做出了深刻的转变。

心理治疗给了你选择，让你可以尝试以一些不同的方式了解你的人生。心理治疗并非依靠一根魔杖或一句神奇的口语，只要听一次就能彻底改变你。作为一位心理治疗师，我的工作经历让我发现，当你能够接纳并且表达自己时，所有的感受，无论多么消极，都可以转化成为爱。

倾诉蕴含着巨大的能量，它的影响力完全取决于我们如何使用它。当我们越来越多地意识到谈话的影响力，意识到它对我们和他人产生的能量，就越能做出更有意识、更有见地的选择，而这些选择就是关于我们如何表达自我，以及如何解读他人。

本书所有的案例分析都呈现出两种主导力量：个人成长的力量，以及个人恐惧的力量。我想告诉大家，如果试图在我们周围创造一个可预测和可控制的世界，只会导致对个人恐惧（对"变化"的恐惧）的回避。

作为人，我们认为变化要么令人兴奋，要么是令人害怕。但是，无论我们怎么看待变化，我们都必须面对一个事实：变化是生活的一部分。

作为一名心理治疗师，我理解应对变化对每个人来说都是困难的。我们会对生活中的重大动荡或变化的前景感到焦虑。当面对变化的恐惧使我们在不健康或不满足的情况下产生麻痹时，问题就来了。

你会注意到，在所有的案例分析中，我都是从与来访者建立合作和共情关系开始的。你也会发现，我经常会遇到一些抗拒改变的来访者，他们的抗拒一般是由个人经历引起的，而非其性格缺陷。

我的方法是让来访者对自己的治疗进展负责，目的不是解决他们的问题，甚至不是制定解决问题的计划，而是帮助每个来访者消除矛盾的心理状态，形成内在动力，并且让来访者相信，通过消除对抵制变化的恐惧，改变就是可能的，要允许疗愈发生。

我们的情绪需要一个出口。情绪总是会以这样或者那样的方式出现，因为它是我们的一部分。你可能觉得你已经压制了自己的某些情绪，但实际上它们已经储存在了你的身体和思想中。除非释放出来，否则这些情绪就会以某种生理或者心理上的问题表现出来，比如慢性疼痛、焦虑、偏头痛、溃疡以及其他疾病。这些生理上的表现，其实是我们的身体在告诉我们，有些伤口需要被疗愈了。

幸运的是，你不用把这些恐惧藏在心里。通过倾诉和自我表达，你可以学会放手，让你的思维和心灵重新回到它们能达到的最高意识中心。

如果你感到羞耻，就随它去。如果你感到恐惧，就随它去。最终，你会变得足够智慧，意识到自己不再让有毒的东西进入你的身体。

我建议你从现在就行动起来。想象一下，当你开始一步步走向完整，你的生活会是什么样子。学会倾听自己的情绪，强化内在力量，并欣然接受想要疗愈自己的决心。深入挖掘和发现阻碍你独立生活的因素，找出阻碍你独立生活的原因。远离创伤和羞耻带来的沉重负担，以快乐为中心，好好生活。你值得拥有这样的生活，每一分，每一秒。

# 致谢

　　我想向给予我支持、建议和鼓励的人们致以我的感谢，是他们让我能够完成此书。我想谢谢我的妻子和三个孩子。我想要感谢我的导师，感谢你们将自己的智慧与同理心传授于我。我还想要特别感谢阿利斯泰尔·罗斯教授，感谢您的监督与指导，感谢您如此懂我。我也要感谢我的朋友和同事给予我不竭的灵感源泉，每当我迈出人生与职业道路上新的一步时，你们都与我在一起。感谢英国凤凰出版社的工作人员在出版这本书时给予我的帮助。特别感谢卡特·皮尔斯，您是我遇到过最有耐心的出版人。感谢简·康普顿，我了不起的经纪人。同时我要感谢英国企鹅出版集团的编辑主任安德里亚·亨利，感谢她最初给我提供的编辑支持和鼓励。要感谢我所有的来访者，在过去的 30 年，你们用自己勇敢的脆弱和真实支持着我。感谢与我分享你们的脆弱，你们的伤口。正是你们的勇气，激励我面对恐惧，直面最黑暗的领域。